Pascale Anja Barmet
Das Geheimnis des Magenfeuers

Pascale Anja Barmet

Das Geheimnis
des Magenfeuers

Prinzipien und Heilkraft der
chinesischen Ernährungslehre

orell füssli Verlag AG

© 2006 Orell Füssli Verlag AG, Zürich
www.ofv.ch
Alle Rechte vorbehalten

Umschlagabbildung: Pascale Anja Barmet, Zürich
Umschlaggestaltung: Andreas Zollinger, Zürich
Fotos: Pascale Anja Barmet, Zürich und Ringier AG, Zürich
Druck: fgb • freiburger graphische betriebe, Freiburg i. Brsg.
Printed in Germany

ISBN 3-280-05182-7
ISBN 978-3-280-05182-5

Bibliografische Information der Deutschen Bibliothek
Die Deutsche Bibliothek verzeichnet diese Publikation in der
Deutschen Nationalbibliografie; detaillierte bibliografische
Daten sind im Internet über http://dnb.ddb.de abrufbar.

Inhaltsverzeichnis

Vorwort

«Der Mensch folgt der Erde, die Erde folgt dem Himmel, der Himmel folgt dem Weg, der Weg folgt seiner eigenen Natur.» Laotse

Es gibt Unmengen von Büchern zum Thema Ernährung. Dieses ist wahrscheinlich nicht das erste, das Sie lesen. Immer wieder wurde ich von meinen Klienten gefragt, ob es denn keine Literatur gebe zu dem, was ich ihnen vermittle. Mein Wissen geht zurück auf den berühmten Lehrer Hin Chung Got. Über das, was ich von ihm gelernt und im Lauf der Jahre erfahren habe, ist mir kein Buch bekannt. Mit diesem Buch möchte ich daher mein Wissen einfach verständlich vermitteln und Klarheit schaffen im Ernährungs-Wirrwarr. Weshalb sehen wir vor lauter Bäumen den Wald nicht mehr? In meiner beruflichen Tätigkeit realisiere ich immer wieder, dass die Leute ob all der «Empfehlungen» konfus werden und fortwährend das Gefühl haben, nichts richtig zu machen.

Jeder von uns ist ein Individuum: Keiner hat dieselbe Augenfarbe, keiner hat die gleiche Stimme, keiner ist wie der andere. Wieso soll dann in der Ernährung für jeden dasselbe gelten? Die Tatsache, dass jeder Mensch ein einzigartiges Wesen ist (und als solches behandelt werden soll), bringt es mit sich, dass nicht für jedermann dasselbe wirksam und gesund sein kann.

Ernährung ist das A und O für die Gesundheit. «Wenn wir unseren Körper vernachlässigen, wo sollen wir dann wohnen?» Oder anders formuliert: Die Ernährung muss passen wie ein massgeschneiderter Anzug und dazu verhelfen, die Balance, das Gleichgewicht zu finden. Noch nie haben wir so viel über Ernährung gewusst wie heute, und doch werden die Menschen nicht gesünder. Im Gegenteil, gewisse ernährungsbedingte Krankheiten nehmen rapide zu. Geht dies nicht in eine falsche Richtung? Richtige Ernährung kann (wie Sie in diesem Buch lesen werden) Krankheiten vorbeugen sowie die Genesung unterstützen. Ja, dies stärkt das Wohlbefinden, die Lebensenergie und Lebensqualität.

Durch die Ausbildungen in westlicher und östlicher Ernährungslehre konnte ich viele Erfahrungen sammeln. Es geht nicht darum, zu beurteilen, was gut und was schlecht ist. Im Grunde geht es immer um Yin und Yang, weibliche und männliche Energie. Jetzt denken Sie vielleicht: «Das ist doch nur für Asiaten!» Nein, die Gesetze von Yin und Yang gelten auf der ganzen Welt. Alles ist Yin und Yang. Es ist richtig, dass wir in unsere Kultur nicht alles übernehmen können. Aber die Prinzipien, welche dahinter stehen, gelten auch für uns.

Das Ziel besteht nicht darin, dass fortan alle nur noch mit dem Wok oder exotischen Zutaten kochen, sondern, dass wir die Naturgesetze wieder in unsere Ernährung einbeziehen; wie es bereits unsere Grossmütter und Urgrossmütter taten.

Es geht um das Leben und Essen nach dem Rhythmus der Natur.

Möchten Sie nicht wissen, weshalb man Salat besser nach der Hauptmahlzeit isst? Wieso zu viel Rohkost den Körper kühlt? Warum zu viel Salat dick macht? Weshalb wir uns von Orangen zu viel versprechen? Wieso vegetarische Ernährung nicht nur Gutes verheisst? Warum Eier zu Unrecht in Verruf geraten sind? Weshalb Joghurt und Magerquark überhaupt nicht helfen, schlank zu werden? Wieso Sie auf keinen Fall einzelne Mahlzeiten auslassen sollten? Warum Appetit ein gutes Zeichen ist – ja, was sich hinter dem «Geheimnis des Magenfeuers» verbirgt?

In diesem Buch möchte ich Ihnen mein Wissen weitergeben und

zeigen, worum es in der Ernährung geht. Die Kenntnisse sind nicht neu, sondern eher in Vergessenheit geraten (oder durch neumodische Ansichten verdrängt worden). Es handelt sich jedenfalls nicht um Lifestyle, Trendsetting oder irgendeine Highspeed-Diät. Während der Lektüre werden Sie merken: «Das hab ich mir doch schon immer gedacht. Und eigentlich hab ich alles bereits gewusst, tief im Inneren.»

Dank

«Des Lebens Schlüssel liegt im Gleichgewicht.»   Unbekannt

Das grösste Dankeschön geht an meine Eltern, Monika und Remo Barmet. Ihre Unterstützung ermöglichte meine Ausbildungen. Beide haben mir enorm viel mitgegeben, für das Leben.

Ein weiterer Dank richtet sich an zahlreiche Personen:

- Meinen genialen Lehrer, Hin Chung Got aus China. Er hat mir sein enormes Wissen weitervermittelt. Dank ihm arbeite ich heute professionell und erfolgreich.

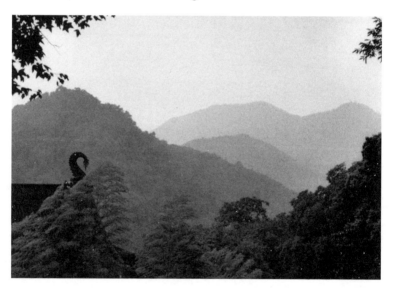

- Alle meine Lehrerinnen und Lehrern, von jedem durfte ich Wertvolles mitnehmen.
- Meinen Onkel Heinz Haug, der mich tatkräftig unterstützt hat (Konzept, Veröffentlichung).
- Robert Sulser, meinen Kommunikationsberater (sein Ansporn hat mich zu diesem Projekt verleitet).
- Alle meine Freunde, die unentwegt an mich geglaubt haben.
- Alle meine Klienten und Schülerinnen, die mich zu dieser Publikation ermuntert haben.
- Meine Lektorin, Karin Ammann, für ihre konstruktive Unterstützung.
- Den Orell Füssli Verlag (das ganze Team inklusive Herstellung und Vertrieb).

Ein grosses Dankeschön gilt zudem: Emmanuel Markun, Annina Pallioppi, Dorit Haug und Mirco Barmet.

Der abschliessende Dank gehört Ihnen allen, welche diese – und die weiteren – Zeilen mit Aufmerksamkeit lesen!

Zürich, Frühling 2006

Grundlagen

«Essen ist Leben, Nahrung ist Medizin.» Chinesisches Sprichwort

Märchen

Der Herrscher eines grossen Reichs versuchte das Herz einer jungen Dame zu erobern, was ihm durch willentliches Brüten einfach nicht gelingen wollte. Er rief seinen Hofzauberer. Dieser braute ihm nach einigem Überlegen einen Trank, der den Liebeshungrigen seinem Ziel näher bringen sollte. Als dieser den Becher an die Lippen setzte, ermahnte ihn sein Zauberer: «Herr, das Wichtigste hätte ich beinahe vergessen. Wenn du diesen Trank zu dir nimmst, darfst du niemals an einen Bären denken. Sonst wirkt es nicht.» *Und wenn er nicht gestorben ist, dann wandelt dieser unglückliche Monarch – vom Gedanken an Bären verfolgt – noch immer als Junggeselle durch seinen Palast.*   (Mündlich überlieferte Erzählung)

So wie der Zauberer arbeitet auch die moderne Ernährungsaufklärung. Sie bringt uns bei, möglichst intensiv daran zu denken, was wir alles nicht essen dürfen, bis unsere Gedanken nur noch um das Verbotene kreisen. Was wir jedoch brauchen, ist eine neue Lust am Essen, eine neue Esskultur. Nicht das Schielen auf irgendwelche Pläne

oder Tabellen hält uns gesund, sondern das Vertrauen auf die Eigen-
regulation unseres Körpers.

Dazu gehört auch die wichtige Feststellung: Es gibt keine guten
und schlechten Nahrungsmittel (sondern nur richtiges oder unangepasstes Ernährungsverhalten). Die Angst vor «Essenssünden» gehört
für alle Zeiten vom Tisch verbannt. Dadurch gewinnen wir Zeit für
Dinge im Leben, die wichtiger und erfreulicher sind – und ersparen
uns viele Enttäuschungen.

Yin und Yang

Die Yin-Yang-Theorie beruht auf dem philosophischen Konzept von
zwei polaren Gegensätzen: Yin und Yang genannt. Das Gesetz von
Yin und Yang ist die natürliche Ordnung des Universums, die Grund-
lage aller Dinge. Die Begriffe Yin und Yang drücken aber nicht nur
universale Zusammenhänge aus. Sie repräsentieren ebenso eine
Weise des Denkens. Innerhalb dieses Gedankensystems werden alle
Dinge als Teile des Ganzen gesehen. Das einzelne Phänomen kann
niemals von seiner Beziehung zu anderen Phänomenen getrennt
werden. Kein Ding kann isoliert existieren. Es gibt nichts Absolutes.
Yin und Yang verkörpern keinen festen Zustand, sondern Wand-
lungsphasen, fliessende Verschiebungen eines Kräfteverhältnisses.

Das Schriftzeichen Yin stand ursprünglich für die schattige Seite
eines Hügels. Das Zeichen Yang für die sonnige Seite. In der chinesischen Philosophie beruht alles auf einer Einheit. Diese wird als
zweigeteilter Kreis dargestellt. Der weisse Teil steht für Yang (männliche Energie), der schwarze Teil für Yin (weibliche Energie). Das
komplette Symbol enthält in jedem Bereich einen kleinen Aspekt des
anderen. Im weissen Teil befindet sich ein schwarzer Punkt, im
schwarzen Teil ein weisser Punkt.

Nachstehend weitere Zuschreibungen zu den zwei Begriffen:

Yin	Yang
Kälte	Wärme
Ruhe	Bewegung
Passivität	Aktivität
Dunkelheit	Helligkeit
Frau	Mann
Nacht	Tag
Mond	Sonne
Winter	Sommer
Erde	Himmel
Wasser	Feuer
Bauchseite	Rückenseite

Yin und Yang muss immer ausgeglichen sein. Ansonsten gerät einiges in Schieflage. Krankheiten zum Beispiel entstehen durch ein Ungleichgewicht. Dank der natürlichen Bewegung von Himmel und Erde, von Sonne und Mond erleben wir einen Wechsel zwischen langen und kurzen Monaten. Wir durchlaufen 365 Tage, welche zusammen ein Jahr bil-

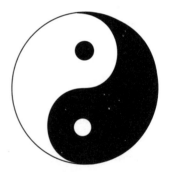

Das traditionelle Yin-Yang-Symbol (Tao)

den. Der Energiefluss im menschlichen Körper entspricht diesen Bewegungen. Der Mensch ist eingebettet zwischen Himmel (Yang) und Erde (Yin), er unterliegt den natürlichen Gesetzmässigkeiten. In der Folge sollte der Mensch auch die Ernährung an die Prinzipien der

Natur anpassen. Wer mit der Natur lebt, lebt gesünder und fühlt sich wohler. Die Natur ist stärker als der Mensch. Wer sich gegen sie stellt (aus Schwäche, Unwissenheit oder Ideologie), setzt sich längerfristig nicht durch. Vielmehr verliert er den Bezug zur Umwelt, eventuell auch zu sich selbst.

Gesundheit bedeutet aus chinesischer Sicht eine Harmonie aller körperlichen und geistigen Funktionen. Eine Krankheit entsteht, wenn diese nicht im Gleichgewicht sind. Verschiedene Ursachen können zu Krankheiten führen: äussere Einflüsse (Kälte, Wind, Feuchtigkeit), psychische Probleme, Schicksalsschläge, Stress, zu wenig Schlaf, unangepasstes Verhalten (zum Beispiel Kleidung, die nicht der Jahreszeit entspricht) – und unangepasste Ernährung.

Übersetzt auf unsere Zivilisation lautet die Erkenntnis: «Was für das Auto das Benzin ist, ist für den Menschen die Nahrung.» Zurück zum Ursprung: Das Denken der chinesischen Philosophie wird geprägt von einem ganzheitlichen Menschenbild. Der Mensch steht zwischen Himmel und Erde. Er unterliegt denselben Gesetzmässigkeiten, die auch in der Natur herrschen. Das Ziel der chinesischen Diätetik besteht darin, ein harmonisches Gleichgewicht zu etablieren. So ist der Mensch in seiner «Mitte» verankert, Krankheiten können sich weniger manifestieren.

Im chinesischen Denken verhalten sich die Dinge in einer bestimmten Art und Weise. Die Chinesen kümmern sich nicht um das Warum, eher um das Wie. Durch jahrelange Beobachtungen und Vergleiche wurden in den Klöstern spezifische Muster und Synergien gefunden. Anschliessend schrieb man diese genau nieder. In China stellt man sich vor, dass Lebensmittel einen bestimmten Charakter haben. Darunter summieren sich drei Aspekte: *thermisches Verhalten, eine Wirkrichtung und einen Geschmack.* Diese bilden zusammen die energetischen Eigenschaften der Lebensmittel.

Der Weg erzeugt eins,
eins erzeugt zwei,
zwei erzeugt drei,
drei erzeugt die zehntausend Dinge.
Die zehntausend Dinge verwirklichen sich
durch Yin und Yang.

Laotse

Die Grundsubstanzen

Qi

Qi ist ein fundamentaler Begriff in der chinesischen Philosophie, aber kein deutsches Wort vermag seine Bedeutung annähernd auszudrücken. Wir können sagen, dass alles im Universum aus Qi zusammengesetzt und durch sein Qi definiert ist. Qi wird am häufigsten mit «Lebensenergie» übersetzt. Die Chinesen wissen um drei Quellen des Qi. Die erste ist das «Ursprungs-Qi» auch «vorgeburtliches Qi» genannt, welches bei der Empfängnis von den Eltern auf das Kind übertragen wird. Dieses Qi ist zum Teil für die ererbte Konstitution eines Individuums verantwortlich. Es wird in den Nieren gespeichert. Die zweite Quelle ist das «Nahrungs-Qi», welches der verdauten Nahrung entzogen wird. Die dritte Quelle ist das «Luft-Qi», welches die Lunge aus der eingeatmeten Luft gewinnt. Diese drei Formen von Qi vermischen sich und produzieren das Qi, welches den ganzen Körper erfüllt.

Qi ist die Quelle aller Bewegungen im Körper
Ob physische Aktivitäten, automatische Bewegungen, willentliche Aktionen, geistige Tätigkeiten oder Entwicklung, Wachstum und Lebensprozesse im Allgemeinen: sie umfassen alle Bewegungen, die vom Qi abhängen.

Qi schützt den Körper
Das Qi verwehrt schädigenden Umwelteinflüssen, den «äusseren bösartigen Einflüssen», Einlass in den Körper (und bekämpft sie, falls sie doch einzudringen vermögen). Wenn bösartige Einflüsse eindringen, ist das Qi schwach.

Qi ist die Quelle harmonischer Transformation im Körper
Aufgenommene Nahrung wird in andere Substanzen umgewandelt, zum Beispiel in Blut, Qi, Tränen, Schweiss oder Urin. Diese Prozesse hängen von den umwandelnden Funktionen des Qi ab.

Qi regelt die Bewahrung von Körpersubstanzen und Organen
Mit anderen Worten: Qi achtet auf die innere Ordnung. Es hält die Organe auf dem richtigen Platz, zum Beispiel das Blut in den Blutbahnen. Es verhindert den übermässigen Verlust der verschiedenen Körperflüssigkeiten (Schweiss, Speichel usw.).

Qi wärmt den Körper
Die Erhaltung der normalen Temperatur im gesamten Körper oder in einem Körperteil (zum Beispiel den Extremitäten) hängt von der wärmenden Funktion des Qi ab.

Blut
Der chinesische Terminus «Blut» entspricht nicht genau dem westlichen Begriff. Die Hauptaufgabe des Blutes besteht in der fortwährenden Zirkulation im Körper, der Nährung, Erhaltung und – in gewissem Ausmass – auch der Benetzung seiner verschiedenen Teile. Das Blut bewegt sich in den Blutgefässen, aber auch in den Leitbahnen (Meridianen). Es entsteht durch die Umwandlung von Nahrung. Nachdem diese im Magen angekommen ist, löst die Milz die Essenz heraus. Das «Nahrungs-Qi» verbindet sich mit dem «Luft-Qi». Diese Kombination bildet schliesslich das Blut.

Jing

Jing (am besten mit «Essenz» übersetzt) ist die Substanz, die allem organischen Leben zugrunde liegt. Es besitzt eine unterstützende/nährende Funktion, bildet die Basis für Reproduktion und Entwicklung. Das Jing hat zwei Quellen. Das vorgeburtliche Jing, auch «angeborene Essenz» genannt, wird von den Eltern geerbt. Tatsächlich stellt die Verschmelzung des elterlichen Jing die Empfängnis dar. Das vorgeburtliche Jing einer jeden Person ist einzigartig. Es bestimmt ihr spezielles Wachstumsmuster. Quantität und Qualität des vorgeburtlichen Jing ist bei der Geburt festgelegt. Es bestimmt zusammen mit dem vorgeburtlichen Qi den Aufbau sowie die Konstitution des Individuums. Dem Zeugungsmoment kommt in der chinesischen Philosophie eine zentrale Bedeutung zu. Sind die Eltern krank oder stehen sie unter Drogen, so erhält das Kind ein schwächeres Jing. Das nachgeburtliche Jing ist die zweite Quelle. Es wird aus der aufgenommenen Nahrung gewonnen. Das nachgeburtliche Jing pflegt das vorgeburtliche Jing und fügt ihm ständig Lebenskraft zu. Das vorgeburtliche Jing kann nicht vermehrt, sondern nur möglichst gut unterstützt werden. Was der Westen «angeborene Defekte» nennt, legt die chinesische Medizin oft als Funktionsstörung des Jing aus.

Shen

Der Begriff Shen wird meist mit «Geist» übersetzt. Stellt man sich Jing als die Quelle des Lebens vor und Qi als das Potenzial (welches den Körper bewegt), dann ist Shen die Vitalität. Anders formuliert: die Kraft, welche hinter Jing und Qi steht. Das menschliche Bewusstsein verweist auf die Gegenwart von Shen. Shen symbolisiert die Kraft der Persönlichkeit, verbunden mit der Fähigkeit, zu denken. Es widerspiegelt sich in der Bewusstheit, die aus unseren Augen scheint. Shen kommt auf die gleiche Weise wie Jing zustande. Jeder Elternteil trägt zur Schaffung des Shen seines Sprösslings bei. Shen wird nach der Geburt kontinuierlich aufgebaut. Bei einer gesunden Person leitet es das Geschick, Ideen zu formen sowie den Wunsch, das Leben zu lernen. Gerät das Shen aus dem Gleichgewicht, verlieren die Augen ihren Glanz, das Denken wird unklar.

Säfte

Säfte sind alle flüssigen Substanzen im Körper (ausser dem Blut). Konkret gehören dazu: Schweiss, Speichel, Verdauungssäfte, Tränen und Urin. Die Funktion der Säfte besteht im Benetzen – zum Teil auch Nähren – von Haut, Haaren, Schleimhäuten, Fleisch, Muskeln, inneren Organen, Gelenken, Knochen und Gehirn. Die Säfte werden aus der aufgenommenen Nahrung gewonnen und vom Qi verschiedener Organe reguliert. Deshalb sind die Säfte auf das Qi angewiesen. Umgekehrt das Qi in gewissem Masse auch auf die Säfte, weil diese die Organe (von denen Qi reguliert wird) benetzen und nähren. Das Blut ist kräftiger und einflussreicher als die Säfte.

Durch das Studium der Grundsubstanzen wird ersichtlich, wie viel von einer guten Ernährung abhängt, wie wichtig die Ernährung ist. Durch die Ernährung können wir wesentlich zu einer guten Gesundheit beitragen, darüber hinaus auch Heilungsprozesse unterstützen.

Die goldene «Mitte»

Die «Mitte» ist der Entstehungsort von Qi. Sie setzt sich zusammen aus den Energien von Magen und Milz. Diese bilden das Zentrum. Weil das Qi in erster Linie aus der Nahrung gewonnen wird, kommt dieser eine vorrangige Bedeutung zu. Benötigt werden also Nahrungsmittel, welche über ein kräftiges Qi verfügen.

Im Grunde genommen ist Essen die banalste Sache der Welt. Täglich schieben wir uns diverse Nahrungsmittel in den Mund. Mal schmeckt es besser, mal weniger. Wir tun es einfach. Manche Leute legen Wert auf ihre Ernährung, andere nicht. Dennoch leben wir alle davon.

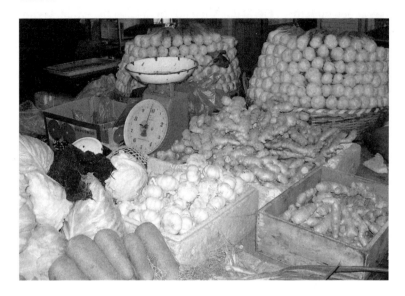

Westen/Osten

Westen
Die westliche Kultur hat – geprägt durch ihr analytisches Denken – gelernt, Nahrungsmittel zu bewerten. Wir beurteilen sie nach Nähr- und Energiewert. Unsere Ernährungsziele orientieren sich eher am Detail. Wir teilen ein nach Kohlenhydraten, Fett, Eiweiss, Vitaminen und Mineralstoffen. Manchmal zeichnen wir eine Ernährungspyramide (unten die Getränke, gefolgt von Gemüse und Obst, Stärke, Fleisch, Fisch und Milchprodukten, zuletzt den – nur in geringen Mengen zu konsumierenden – Süssigkeiten).

Osten
Die östliche Ernährungslehre beruht auf der Vorstellung, dass Energie die Materie durchdringt und verändert. Sie nützt nur dann, wenn

sie verwertet wird. Erweist sich die Mitte als schwach, kann sie die Nahrung nicht gut in Qi umwandeln, dann nützt es auch nichts, viele Vitamine und Mineralstoffe zuzuführen. Dies, weil sie der Körper wegen der schwachen «Mitte» nicht richtig aufnehmen kann. Das Grundprinzip der chinesischen Ernährung besteht in der Harmonie. Die Ernährung soll so sein, dass sie keine Disharmonien schafft. Verbote, Hierarchien oder Einschränkungen treten in den Hintergrund.

Steigen, öffnen, senken, schliessen – der energetische Kreislauf

Jegliches Leben ist ein Kreislauf, der sich ständig wiederholt. Im Rhythmus der Natur lassen sich vier Energiearten beobachten. Diese lösen sich ständig ab, wie Tag und Nacht.

Der Tagesrhythmus
Die Energie ist am Morgen steigend, am Mittag offen, nachmittags sinkend, am Abend und in der Nacht ist sie schliessend. Die Energie zieht sich in der Nacht zurück.

Der Rhythmus der Pflanzen
Natürlich folgen auch die Pflanzen diesem Rhythmus, entsprechend dem Naturgesetz. Morgens steigen sie dem Licht entgegen, mittags öffnen sich die Blüten, nachmittags neigen sie sich, um am Abend ihre Blütenköpfe zu schliessen.

Der Jahreszeitenrhythmus
Im Frühling steigt die Energie, alles schiesst aus dem Boden. Im Sommer ist sie offen, alles steht in voller Blüte, im Herbst senkt sich die Energie, die Blätter fallen, und im Winter zieht sie sich zurück.

Der Rhythmus der Menschen

Auch der Lebenslauf der Menschen ist diesem Rhythmus unterworfen. Die Kindheit und die Jugendzeit entsprechen der steigenden Energie, dem Wachsen. Das Erwachsensein dem Öffnen, in der vollen Blüte sein. Die Energie sinkt mit etwa 40 Jahren. Alter und Tod symbolisieren die zurückfliessende Energie, der Kreis schliesst sich wieder.

Die fünf Elemente

Hinter den fünf Elementen steht ein jahrtausende Jahre altes System. Es eignet sich hervorragend, um den Zusammenhang zwischen Ursache und Wirkung zu erklären. Alle geistigen, emotionalen, energetischen und materiellen Phänomene des Universums können den fünf Elementen zugeordnet werden. Mit anderen Worten: Es handelt sich um ein Analogiesystem, in welchem alles Materielle, Konkretes und Abstraktes seinen Platz findet. Die Einteilung erfolgt anhand des Charakters, der spezifischen Eigenschaften eines Objekts. Der Sinn besteht darin, die in Zyklen ablaufende Wechselwirkung der Phänomene untereinander zu erkennen, zu verstehen und vorauszusehen.

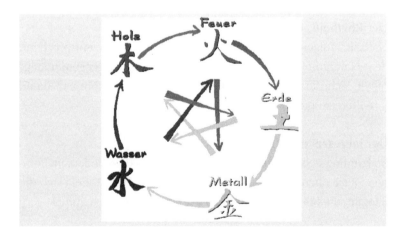

Die Elemente folgen und ernähren einander in einer bestimmten Reihenfolge, dem so genannten «Ernährungszyklus». Jeder Prozess und jedes Menschenleben durchläuft unweigerlich die Stadien der fünf Elemente. Dies in einer festgelegten Reihenfolge: Holz, Feuer, Erde, Metall, Wasser.

Der auf Seite 22 dargestellte Kreislauf verdeutlicht das Grundprinzip: Holz ernährt das Feuer, die Asche des Feuers ernährt die Erde, aus der Erde wird Metall gewonnen, die Mineralien des Metalls machen das Wasser lebendig, Wasser schliesslich ernährt das Holz.

Drei weitere Auslegungen zeigen dies eindrücklich:
Der *Mensch* wird im Wasserelement geboren, die Kindheit entspricht dem Holzelement, die Jugend dem Feuer, das Erwachsensein der Erde, die Seniorenzeit dem Metall. Mit dem Tod endet das Leben im Wasserelement (wo gleichzeitig auch wieder die Geburt stattfindet).

In der *Natur* entspricht der Frühling dem Holz, der Sommer dem Feuer, der Spätsommer der Erde, der Herbst dem Metall und der Winter – als letzte Jahreszeit – dem Wasser.

Zum *Tag*: Der Morgen entspricht dem Holz, der Mittag dem Feuer, der frühe Nachmittag der Erde, der späte Nachmittag dem Metall und der Abend bzw. die Nacht dem Wasser. Man beachte die Fünfer-Systematik!

Fazit: Essen gibt Energie. Also brauchen wir genügend Holz, um am Morgen das Feuer zu entfachen.

Zuordnungen zu den fünf Elementen

	Holz	Feuer	Erde	Metall	Wasser
Yin-Organ	Leber	Herz/Kreislauf	Milz	Lunge	Niere
Yang-Organ	Gallenblase	Dünndarm/ 3-Erwärmer*	Magen	Dickdarm	Blase
Jahreszeit	Frühling	Sommer	Spätsommer	Herbst	Winter
Klima	Wind	Hitze	Feuchtigkeit	Trockenheit	Kälte
Himmels- richtung	Osten	Süden	Zentrum	Westen	Norden
Farbe	grün	rot	gelb	weiss	schwarz
Geschmack	sauer	bitter	süss	scharf	salzig
Stimme	schreien	lachen	singen	weinen	seufzen
Sinnes- organ	Auge	Zunge	Mund	Nase	Ohr
Körper- flüssigkeit	Tränen	Schweiss	Speichel	Rotz	Spucke
Körper- struktur	Sehnen/ Bänder	Blutgefässe	Muskeln	Haut	Knochen
Manifes- tation	Nägel	Gesicht	Lippen	Körperhaare	Haare
Emotion	Wut	Freude	Sorgen/ Denken	Trauer	Angst
Entwicklung	Kindheit	Jugend	Erwachsen- sein	Seniorenzeit	Tod/Geburt

Tabelle Nummer 1: Schule für klassische Naturheilkunde, Zürich 2002

* Die westliche Vorstellung des «Drei-Erwärmers» orientiert sich an einer Dreiteilung des Körpers. Der obere Erwärmer geht vom Zwerchfell an aufwärts (dazu gehören Herz, Lunge). Zwischen Zwerchfell und Nabel liegt der mittlere Erwärmer (Milz, Bauchspeicheldrüse und Magen). Der untere Erwärmer befindet sich unterhalb des Bauchnabels. Er umfasst Leber, Niere, Harnblase und Darm.

Prinzipien

«Keinen Unterschied machen, egal ob Festmahl oder einfache Mahlzeit. Was immer sich auf unserem Teller befindet, ist unser Leben.» Chinesisches Sprichwort

Durch Essen gesund bleiben

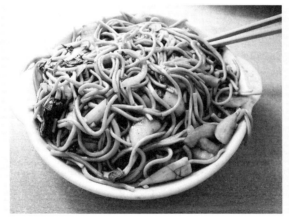

Die enge Verknüpfung zwischen Ernährung und Medizin, welche sich nahezu in allen Kulturen findet , ist in China besonders ausgeprägt. Sie hat sich weitgehend ungebrochen erhalten. Die Allgegenwärtigkeit des Essens hinterlässt auch in der Sprache ihre Spuren. So begrüsst man sich in China mit der Frage: «Chi fan le ma?» was so viel heisst wie «Hast du dich satt gegessen?» und unserem «Wie geht es dir?» entspricht.

Die Nahrung soll als Vorbeugung, zur Gesunderhaltung sowie zur Heilung von Krankheiten eingesetzt werden. Die meisten Prozesse unseres Körpers laufen unbewusst ab. Was wir essen, können wir hingegen steuern, ja wählen. Als oberstes Prinzip gilt, die Nahrung den vier Jahreszeiten und den klimatischen Bedingungen anzupassen. Regelmässig warm zu essen, ist notwendig – nicht zuletzt für die Gesunderhaltung.

Wie im vorherigen Kapitel erwähnt, trägt eine gute «Mitte» viel zur Gesunderhaltung bei. Über die «Mitte» wird das ganze Qi im Körper verteilt. Deshalb hat unsere Nahrung einen zentralen Einfluss auf unsere Energie, auf unser Wohlbefinden. Viele Menschen fühlen sich schlaff, ja energielos, weil sie sich falsch ernähren.

Nun zu einem Leitgedanken der chinesischen Ernährungslehre, einer positiven Vorgabe: Essensverbote gibt es keine! Es wird stattdessen darauf geachtet, welche Lebensmittel in bestimmten Jahreszeiten oder Lebensphasen (zum Beispiel bei Krankheit oder in der Schwangerschaft) zu meiden sind. Dazu gesellen sich Hinweise, welche Lebensmittel nicht miteinander kombiniert werden sollen.

In der alten chinesischen Literatur ist zu lesen: «Damit der menschliche Körper seine Ausgewogenheit und Harmonie beibehält, ist es erforderlich, sich um eine angemessene Ernährung zu kümmern. Keinesfalls sollte man dazu unkontrolliert Arzneimittel einnehmen. Die Kraft der Arzneimittel ist einseitig, und es gibt Fälle, in denen sie hilfreich sind. Aber sie führen zu einer Unausgewogenheit des Qi in den Funktionskreisen des Menschen, (wodurch das Eindringen äusserer Affektionen erleichtert wird). Alle Lebewesen sind abhängig von Nahrung, um ihr Leben zu erhalten. Aber zugleich wissen sie nicht, dass auch die Nahrung Vor- und Nachteile aufweist. Die Nahrung wird von den Leuten zwar täglich verwendet, aber sie wissen so gut wie nichts darüber. Nun, diejenigen, die Medizin praktizieren, sollten zuerst den Ursprung der Erkrankung deutlich erkennen; sie sollten wissen, welche Übergriffe die Krankheit hervorgebracht haben, und sollten sie dann mit diätetischen Metho-

*den behandeln. Erst wenn die Ernährungstherapie keine Heilung
bringt, sind Arzneimittel einzusetzen. Das Wesen der Arzneimittel
ist hart und heftig, genau wie dies bei kaiserlichen Soldaten der Fall
ist. Da Soldaten so wild und ungestüm sind, wie könnte man sie da
unkontrolliert aussenden? Werden sie jedoch trotzdem unkontrolliert ausgesendet, werden überall Zerstörung und Schaden die
Folge sein. Gleichermassen wird es zu Unglück und Überflutung
kommen, wenn man Arzneimittel nachlässig gegen Krankheiten
wirft».*

Aus Dr. Maoshing Ni: Der Gelbe Kaiser, 2000

Aus diesen Ausführungen geht die therapeutische Relevanz hervor,
welche der Diätetik im Rahmen der chinesischen Medizin zu-
kommt. Bei richtiger Anwendung dienen die Lebensmittel einer
sanften, gleichmässigen Stützung sowohl der Qi-Kräfte wie der körperlichen Substanzen. Und sie sind grundsätzlich den Arzneimitteln
vorzuziehen.

Die chinesische Diätetik eignet sich insbesondere für eine
gleichmässige und sanfte Stützung des gesamten menschlichen
Organismus. Nach der Tradition der chinesischen Medizin wirkt sie
vor allem auf die «Mitte», kräftigt somit nachhaltig die «erworbene
Konstitution». Die «Mitte» ist der Dreh- und Angelpunkt des gesamten Organismus. Es gilt der klassische Grundsatz: Wer sich auf die
Behandlung der «Mitte» versteht, vermag alle anderen Funktions-
kreise aufeinander abzustimmen. Darüber hinaus lässt sich mit
Lebensmitteln gezielt auf jeden anderen Funktionsbereich – sowie
auf energetische Entgleisungen – Einfluss nehmen.

Wie kann ich meine «Mitte» stärken oder schwächen?

Wir können uns das bildhaft vorstellen: Wenn wir Hunger haben,
brennt unser «Magenfeuer». Der Magen ist bereit, die kommende
Nahrung gut zu verbrennen. Ein intaktes «Magenfeuer» verbrennt

die Nahrung rasch und effizient, es verwandelt die Energie der Nahrung in «Nahrungs-Qi». So können wir gesund bleiben. Eine Person mit einer starken «Mitte» hat ein gutes «Magenfeuer», sie erhält eine gute Energie aus der Nahrung.

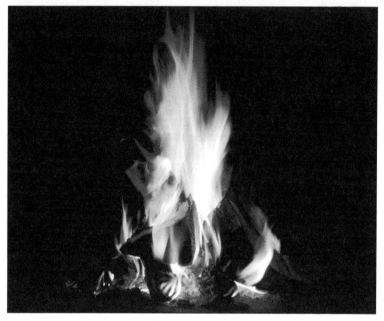

Foto: M. zur Capellen / zefa / Corbis

Wie kommt es, dass der eine über ein gutes «Magenfeuer» verfügt (eine lodernde Flamme und ausgezeichnete Glut) und der andere sich «mit schwachem Flackern auf kleinem Feuer» (etwa Appetitlosigkeit) quält? Kinder besitzen häufig eine sehr gute «Mitte», essen instinktiv das, was ihnen gut tut. Im Laufe der Jahre wird unser Essverhalten durch verschiedene Einflüsse geprägt. Das «Magenfeuer» reduziert sich durch ungünstiges Essverhalten (zu rasch, zu viel, falsch und lustlos). Feuer wird gelöscht durch Wasser, sprich durch Kälte. Wenn wir Hunger habe, unser «Magenfeuer» brennt und wir zuerst kalte Speisen zu uns nehmen (oder kalte Getränke), dann verringern wir das Feuer. Natürlich geschieht dies nicht von heute auf morgen, sondern über Jahre. Das Feuer nimmt durch zu viel Kälte ständig ab. Es wird kleiner, verbrennt die Nahrung immer schlechter. Dem Organismus mangelt es an genügend Qi. Wenn nicht genügend Qi umgewandelt wird, können Krankheiten entstehen. Typische Zivilisationserscheinungen sind «Kältekrankheiten» – insbesondere das Problem mit dem Übergewicht.

Das Magenfeuer wird gelöscht, wenn vor einer warmen Mahlzeit ...
– Salat
– Rohkost
– Kalte Getränke
– Bier
– Eisgekühltes
... gegessen oder getrunken wird.

Wie kann ein gutes «Magenfeuer» erhalten bleiben?
– Drei warme Mahlzeiten pro Tag essen.
– Die kalten, rohen Nahrungsmittel nach dem warmen Essen zu sich nehmen.
– Regelmässig und pünktlich essen. Unser Verdauungstrakt liebt einen festen Rhythmus, das heisst immer zur selben Zeit frühstücken, zu Mittag essen und zu Nacht essen.
– Vor und während des Essens nicht trinken. Nach dem Essen warme Getränke (oder zumindest zimmertemperierte), niemals Flaschen aus dem Kühlschrank!
– Bier ist das kälteste alkoholische Getränk und reduziert das Magenfeuer stark. Geniessen Sie es selten und mit Bedacht.
– Tiefkühlkost auf ein Minimum beschränken.

Drei warme Mahlzeiten essen

Warmes Essen erhält das Magenfeuer. Die warme Nahrung kann ideal in Qi (Energie) umgewandelt werden.

An dieser Stelle taucht häufig eine Frage auf: «Wie verhält es sich mit dem Frühstück?» Das Frühstück setzt sich bei uns üblicherweise aus Brot, Butter, Konfitüre, Honig oder Birchermüsli zusammen (falls es überhaupt eingenommen wird). Eine Tasse Tee, als Allererstes am Morgen, kann bereits als warme Komponente betrachtet werden. Am besten eignet sich Ingwertee, Rezeptur siehe Seite 90. Danach folgen Brot und Beilagen. Empfehlenswert sind warme Getreidebreie wie Porridge (Haferbrei), Reissuppe, Griessbrei etc. Wichtig: immer mit Wasser zubereiten, nicht mit Milch! Aus warmem Getreide gewinnt der Körper am meisten Qi. Was sich weniger eignet, ist das kalte Birchermüsli. Durch den Gehalt an Joghurt und/oder Milch wirkt es stark kühlend auf den Körper, gibt wenig Energie. Häufig merkt man bereits kurz nach dem Konsum, dass einem kalt wird. Also: Wenn ein Müsli, dann erst nach dem Ingwertee.

Als Mittag- und Abendessen eignen sich Menüs mit allen drei Komponenten (Eiweiss, Stärke und Gemüse). Drei Beispiele: Fleisch mit Nudeln und Karotten oder Omelette mit Kartoffeln und Spinat oder Fisch mit Reis und Kefen. Tipp: Häufig abwechseln, von verschiedenen Speisen kosten.

Drei Mahlzeiten sind ideal. Dadurch erhält der Körper zwischendurch fünf, sechs Stunden Pause, um sich zu erholen. Immer wieder werden fünf bis sechs Mahlzeiten empfohlen. Dies ist nicht optimal, weil der Körper so ständig arbeiten muss . Der Mahlzeitenrhythmus ist allerdings sehr individuell. Wenn jemand nicht auf Znüni und/oder Zvieri verzichten möchte, ist das völlig in Ordnung; sofern die Zwischenmahlzeiten regelmässig eingehalten werden. Bei Kindern sind Zwischenmahlzeiten durchaus okay.

Die kalten/rohen Nahrungsmittel nach dem Essen zu sich nehmen

Die ersten zehn Bissen jeder Mahlzeit sollten immer warm sein, damit unser «Magenfeuer» erhalten bleibt. Salat oder Rohkost gelten deswegen nicht als «schlechte» Nahrungsmittel. Die Frage ist, wann sie konsumiert werden. Tipp: nach dem Essen, wenn der Magen bereits warme Energie erhalten hat.

Die Maxime «Salat vor dem Essen» entstand im Zusammenhang mit Gewichtsproblemen. Dahinter steht der Gedanke, den Magen mit Salat zu füllen, damit nachher weniger «Dickmachendes» hereinpasst. Diese Annahme ist überhaupt nicht logisch. Der Salat dämmt das Magenfeuer und reduziert die Verdauungsfähigkeit, auch für die nachfolgenden Speisen. Die Leute sind dadurch nicht schlanker geworden. Im Gegenteil, durch solche «Regimes» legt man eher zu!

Reine Rohkostmahlzeiten wie Salatteller, Birchermüesli mit Brot etc. sollten vermieden werden. Der Körper wird dadurch stark abgekühlt. Zu einem Salatteller oder Birchermüesli empfiehlt sich vorab eine wärmende Suppe.

Regelmässig und pünktlich essen

Unser Verdauungstrakt liebt Regelmässigkeiten, das heisst, immer zur selben Zeit frühstücken, zu Mittag und zu Abend essen. Eine ausgelassene Mahlzeit gilt als «Schuldschein» an den Magen. Sie wird wie eine kalte Mahlzeit gerechnet. Wenn ich das Frühstück oder das Abendessen streiche, dann führe ich dem Körper keine Wärme zu, es entsteht keine Energie. Energetisch ist Hungern gleichzusetzen mit einer kalten Mahlzeit. Wenn man immer zu selben Zeit isst, gewöhnt sich der Verdauungstrakt an diesen Rhythmus. Auslassungen treffen ihn unvorbereitet. Selbstverständlich kann es Verschiebungen geben (Wochenende, Ferien). Was Sie indes lassen sollten: ständiges «Snacking» und Knabbern. Der Körper braucht Pausen zwischen den Mahlzeiten.

Vor und während des Essens nicht trinken, nach dem Essen warme Getränke konsumieren

Getränke vor dem Essen – speziell kalte Getränke – können dem «Magenfeuer» schaden. Es empfiehlt sich daher, erst nach dem Essen etwas Warmes – oder zumindest Zimmertemperiertes – zu trinken. Auch hier spielt eine «Binsenwahrheit» hinein, nämlich «vor einer Mahlzeit möglichst viel Wasser zu trinken». Dies, um den Magen präventiv zu füllen... Dabei führt auch diese Massnahme zu Unterkühlung, in der Folge zu Heisshunger, Gewichtszunahme etc. Mit der Zeit verbrennt der Körper immer schlechter, insbesondere bei eisgekühlten Getränken.

Bier ist das kälteste alkoholische Getränk, es reduziert das Feuer stark

Bier gilt als der Durstlöscher Nummer eins. Alkohol ist generell wärmend, einzig Bier bildet die Ausnahme. Gegen ein Bierchen ab und zu (an heissen Tagen) spricht nichts. Gegen einen regelmässigen Konsum hingegen viel. Da Bier häufig als Apéro vor dem Essen getrunken wird (selten in kleinen Mengen), kühlt es das «Magenfeuer» stark. Mit der Zeit wird das Feuer immer kleiner. Die Nahrung kann nicht mehr gut in Qi umgewandelt werden. Sie bleibt liegen und lagert sich ein. Dadurch entsteht der bekannte Bierbauch.

Tiefkühlkost so oft wie möglich meiden

Tiefkühlkost wird in der chinesischen Ernährungslehre als «energetisch tot» angesehen. Das Einfrieren birgt Vorteile. Leider sind die tiefgekühlten Nahrungsmittel extrem kalt, können auch nach dem Kochprozess nicht mehr genügend Wärme liefern. Zudem reduzieren sie das Magenfeuer, liefern dem Körper wenig Qi. Tiefkühlen ist eine moderne Haltbarkeitsmethode und verläuft zeitlich parallel mit der starken Zunahme von Übergewicht. Eindrücklich sieht man dies bei den Amerikanern, welche sich fast durchwegs mit Tiefkühlkost ernähren (und vor allem eisgekühlte Getränke konsumieren). Da bei der Auswärtsverpflegung in Restaurants und Kantinen ohnehin viele Tiefkühlprodukte serviert werden, sollte man diese zu Hause auf ein Minimum beschränken.

Schwache «Mitte»

Ist die «Mitte» durch das falsche Verhalten schwach geworden, erlöscht das Feuer zusehends. Mit der Zeit ist die «Mitte» nicht mehr in der Lage, die Nahrung in Qi, in Energie, umzuwandeln. Dadurch bleibt die Nahrung «liegen», es entstehen Feuchtigkeit und Schleim. Der Körper wird träge, müde, kraftlos. Die Energie erreicht ihre Zielorte nicht mehr. Durch dieses Ungleichgewicht, diesen Stau, kann eine Vielzahl von Krankheiten entstehen: eine davon ist das rasant zunehmende Übergewicht. Übergewicht ist Zeichen für eine schwache «Mitte».

Wärme ist das A und O für den Energieumsatz. Nur ein warmer Mensch ist ein lebendiger Mensch. Kinder sind warm und weich. Je älter der Mensch wird, desto kälter und steifer wird er. Wichtig für unsere Vitalität ist es, möglichst lange warm und weich zu bleiben. Das heisst auch beweglich im Geist! Und warm im Charakter. Da das zentraleuropäische Klima eher kühl ist, können wir innere Wärme nur durch die Nahrung zuführen. Deshalb ist es in unseren Breitengraden von zentraler Bedeutung, regelmässig zu essen.

Der Mensch ist weich und zart,
wenn er geboren wird;
wenn er gestorben ist,
ist er steif und starr.

Gräser und Bäume sind biegsam und zart,
wenn sie das Licht der Welt erblicken;
wenn sie tot sind,
sind sie dürr und trocken.

Darum ist das Harte und Starre
dem Tod nahe,
das Zarte und Nachgiebige
ist dem Leben nahe.

Darum wird eine starke Armee keine Schlacht gewinnen;
ein starker Baum wird gefällt werden.
Das Harte und Starke wird unterliegen;
das Weiche und Zarte wird siegen.   Laotse

Die Jahreszeiten

Neben dem Prinzip, «möglichst viel Wärme zuführen», spielen in der chinesischen Ernährungslehre auch die Jahreszeiten eine grosse Rolle. Das Essverhalten und die Wahl der Nahrungsmittel sollten den Jahreszeiten angepasst werden. Für dieses Prinzip spricht die Tatsache, dass der Magen den Rhythmus der Natur in seinem Inneren nachvollzieht.

Frühling
Die Energie ist im Frühling steigend. Die Natur erwacht, alles wird grün und blüht. Die Temperaturen klettern in die Höhe. Es ist wichtig, den Körper am Morgen warm zu halten, sonst stirbt der «Keimling». Tipp: Fett im Frühling eher sparsam anwenden, sonst wirkt es

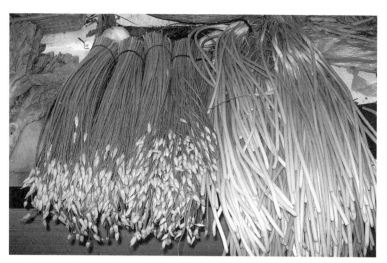

schwer wie ein Deckel (und hindert die Energie am Steigen). Es sollte weiterhin regelmässig warm gegessen werden, aber nicht mehr so schwer wie im Winter.

Sommer
Die Energie ist im Sommer öffnend. Sie entfaltet sich voll, bringt Wärme, Hitze und Wachstum. Die Feuer-Energie Yang ist aktiv. Wir sollten deshalb das Yin pflegen. Kühlende, erfrischende (nicht eisgekühlte) Speisen und Getränke neutralisieren die Hitze. Nehmen Sie leichte, nicht fette Nahrungsmittel zu sich, um das Yin zu pflegen. Im Sommer kann man an heissen Tagen auch mal zu Rohkost und Salat greifen, gelegentlich zu einem Bier. Zu dieser Jahreszeit erhalten wir Wärme durch die Natur, brauchen deshalb nicht so viel «Hitze» durch die Nahrung.

Herbst
Die Energie ist im Herbst sinkend, die Blätter fallen. Die Yang-Energie nimmt langsam ab. Das Wetter wird kühler und feucht. Der Mensch ist anfälliger für Krankheiten. Kalte Speisen und Getränke

sind zu meiden, weil sie die «Mitte» schwächen. Im Herbst muss diese speziell gepflegt, alles ausgeglichen werden. Die natürliche Bewegungstendenz im Herbst ist das Sammeln. Deshalb nicht zu viele scharfe Speisen essen! Die Schärfe zerstreut die Energie schnell, man beginnt zu schwitzen (wertvolle Energie geht verloren). Eine Süssigkeit nach dem Essen stärkt die «Mitte». Der Körper lagert Reserven ein, bereitet sich auf die Kälteperiode vor.

Winter

Die Energie ist im Winter schliessend. Im Winter sollte Energie gespeichert werden. Ziel: Kräfte sammeln, um im Frühling neu aufzubrechen. Dem Körper sollte in dieser Jahreszeit am meisten Wärme zugeführt werden. Tipp: Jeden Morgen Ingwertee trinken, zusätzlich Suppen und Eintöpfe geniessen. Wintergewürze wie Nelken, Zimt, Thymian, Kardamom und Pfeffer sind geeignet, um Wärme zu liefern. Ganz zu meiden sind kalte Speisen.

In allen Jahreszeiten

Generell ist darauf zu achten, dass bei jeder Mahlzeit der erste Schluck, die erste Speise, warm ist. Dieser «Trick» verhindert, dass die Wärme im Magen mit kalten Nahrungsmitteln oder Getränken ausgelöscht wird. Der Magen verdaut im umgekehrten Fall, bei einem «Kälteschock», die Nahrung nicht richtig. Der Körper kann keine Energie aufbauen. Dadurch entstehen Völlegefühl, Müdigkeit und Blähungen – allenfalls auch Krankheiten.

Nahrungsmittelgruppen

Damit der Körper (unser Haus) einen stabilen Aufbau bekommt, sind vier grundlegende Gruppen von Nahrungsmitteln notwendig. Diese stehen in einem bestimmten Verhältnis. Ziel: Ausgleich, Harmonie, Balance.

45 % Getreide	Das Getreide ist die Basis. Es wirkt sättigend und pflegt den Magen. Das Getreide dient als Mörtel zwischen den Steinen. Es sorgt für die Festigkeit des Hauses.
20 % Fleisch	Fleisch gibt dem Menschen Kraft und Stärke. Es stellt die Bausteine des Hauses dar.
30 % Gemüse	Gemüse schützt vor äusseren Einflüssen und vervollständigt die Palette. Es ist mit dem Verputz eines Hauses zu vergleichen.
5 % Obst	Obst sortiert die Energie der Nahrung im Magen. Es gibt dem Menschen innere Schönheit. Bei einem Haus entspricht es dem Erscheinungsbild, der Farbe.
Gewürze	Gewürze dienen als Ausgleich von Yin und Yang. Sie beeinflussen die Isolation/Thermik des Hauses.

Das Elend mit dem Trinken

Trinken war in den letzten Jahren immer wieder ein grosses Thema. Die Empfehlung von mindestens 1,5 Liter oder 2 Liter pro Tag ist wohl bekannt. Aber auch hier gilt: Das richtige Mass finden! Eine kleine zierliche Person benötigt weniger Flüssigkeit als eine grosse kräftige Person.

Es ist wichtig, dass man – über den Tag verteilt – genug trinkt. Es bringt nichts, wenn ich am Abend nach Hause komme und merke: «Oh, ich hab wieder zu wenig getrunken!» Und dann extra viel in mich hineinkippe, weil man halt sollte ... Empfehlung: Jede Stunde ein paar Schlücke. Es ist wichtig, regelmässig genug zu trinken. Passen Sie die Menge Ihrer Tätigkeit sowie dem Klima an. Durst verspüren heisst, es ist bereits ein kleiner Mangel entstanden. Durch ausreichendes Trinken sollte es gar nicht erst zu diesem «Warnsignal» kommen.

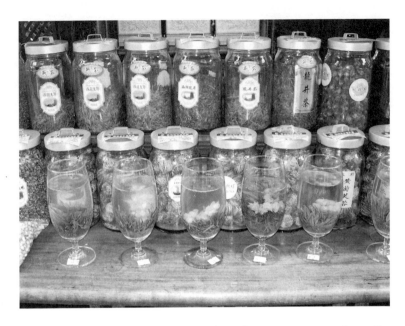

Ein Indiz, ob richtig getrunken wird, ist der Urin. Seine Farbe sollte
schön hellgelb, fast klar, sein. Ist der Urin dunkelgelb, so bedeutet
dies, dass Sie zu wenig Flüssigkeit zu sich genommen haben. Ist der
Urin sehr klar, so haben Sie zu viel getrunken. Ein Übermass löscht
das «Magenfeuer», die Energie wird nicht richtig umgewandelt.

Und die richtige Auswahl? Empfehlenswert sind warme Getränke, warmes Wasser oder warmer Tee. Durch die Wärme bleibt
das Feuer schön erhalten. Am besten stellen Sie bereits am Morgen
einen Thermoskrug bereit (wenn möglich mit ungesüssten Getränken). Stark gezuckerte Getränke schwächen die «Mitte». Zwischendurch kann auch mal zu Zimmertemperiertem gegriffen werden. Auf
keinen Fall zu Flaschen aus dem Kühlschrank (oder Eisgekühltem)!

Wie bereits erwähnt, sollte rund um die Mahlzeiten wenig bis
gar nicht getrunken werden. Vor allem nicht in die Nacht hinein! Zu
später Stunde besitzt der Körper weniger Energie, um Flüssigkeit
oder Nahrung umzuwandeln.

Es gibt Menschen, speziell ältere Personen, welche das Trinken «vergessen». Das Durstempfinden nimmt im Alter ab. Als Gegenstrategie dienen drei Massnahmen:

1. Getränke in Sichtnähe halten
2. Erinnerungen einbauen (Wecker, Zettel)
3. Flüssigkeit durch die Nahrung (etwa eine Suppe) zuführen.

Allgemeine Trinktipps

- Flasche oder Glas in Sichtnähe halten
- Getränke ins «Handgepäck» stecken
- Abwechslung beim Trinken
- Regelmässigkeiten einbauen, zum Beispiel nach jedem WC-Gang wieder trinken
- Erinnerungsfunktionen einbauen: durch Wecker, Handy, Computersignal
- Zum Kaffee immer ein Glas Wasser trinken

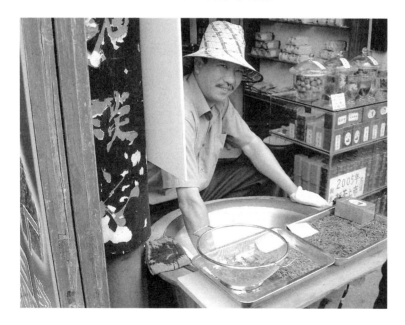

Wenn Sie viel Tee trinken, ist es wichtig, die Teesorten zu variieren. Tee ist nicht nur ein Kraut, sondern auch ein Heilmittel. Es ist nicht ratsam, über Wochen hinweg dieselbe Mischung zu verwenden.

Wärmende Teesorten
Ingwertee (nur eine Tasse pro Tag, am Morgen), Lindenblüten, Hagenbutten, Zimtmischungen, Rooibos, Fencheltee

Neutrale Teesorten
Schwarztee, Eisenkraut, Jasmin, Kamille

Kühlende Teesorten
Pfefferminz, Grüntee, Früchteteemischungen, Kräuterteemischungen

Zwischen wärmenden und neutralen Teesorten können Sie das ganze Jahr über wechseln. Die kühlenden Tees sollten nur an warmen Sommertagen getrunken werden.

Grüntee ist in letzter Zeit sehr bekannt geworden. Er ist ideal für warme Gegenden, nicht jedoch für unser kühles Klima. Zumindest nicht jeden Tag! Grüntee eignet sich speziell zur Sommerzeit (kühlender Charakter).

Letztlich ist Trinken Gewohnheitssache. Wenn Sie Ihr Trinkverhalten umstellen möchten, tun Sie dies langsam! Die Gewöhnung setzt von selbst ein.

Charakter

«Es gibt kein absolut gesundes oder schlechtes Nahrungsmittel.»
Chinesisches Sprichwort

Temperaturverhalten

Unter «Charakter» versteht man das Temperaturverhalten eines Nahrungsmittels. Der Charakter wurde durch Beobachtungen in der zirka 2000-jährigen Geschichte der chinesischen Ernährung mit Speisen und Getränken ermittelt. Der Charakter wird in fünf verschiedene Eigenschaften unterteilt:

kalt – kühl – neutral – warm – heiss

Ein scharfes Gericht (mit Curry, Chili oder Pfeffer) erzeugt ein heisses Gefühl im Körper, es treibt den Schweiss auf die Stirn. Somit ist der Charakter dieser Gewürze heiss. Eine Salatgurke, eine Wassermelone oder ein Joghurt hingegen besitzen einen kalten Charakter; egal ob sie direkt aus dem Kühlschrank kommen oder lauwarm genossen werden. Beim Essen hat man das Gefühl, die Speisen würden den Magen kühlen.

Die Nahrung an kalten und kälteren Tagen sollte im Bereich warm und neutral liegen. An heissen Tagen drängt sich Kühles nahezu auf.

Der Charakter der bekanntesten Nahrungsmittel ist im Anhang aufgelistet.

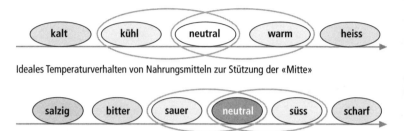

Ideales Temperaturverhalten von Nahrungsmitteln zur Stützung der «Mitte»

Ideale Geschmacksrichtungen von Nahrungsmitteln zur Stützung der «Mitte»

Wo würden Sie diese Nahrungsmittel einordnen?

Gehen Sie intuitiv vor! Testen Sie Ihre spontane Einschätzung, indem Sie jedes der angeführten Lebensmittel einem «Charakter» zuteilen. Setzen Sie ein Kreuz in das entsprechende Feld. Die Lösung finden Sie auf Seite 118.

Lebensmittel	Charakter kalt	kühl	neutral	warm	heiss
Lammfleisch					
Reis					
Tomate					
Kartoffel					
Knoblauch					
Apfel					
Wassermelone					
Ei					
Pfeffer					
Zimt					
Rotwein					
Tofu					
Schweinefleisch					
Grüntee					
Bier					

Am Anfang war das Feuer

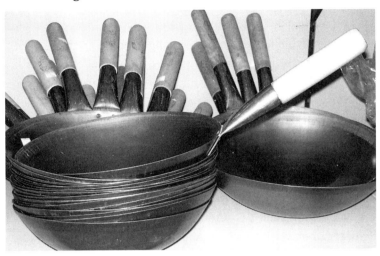

Mit der Nutzung des Feuers (die mutmasslich vor 1,5 Millionen Jahren einsetzte) sowie den Fortschritten im Werkzeuggebrauch wurde manches einfacher. Die Menschen waren nicht nur in der Lage, mit grösserem Erfolg zu jagen. Die Beute konnte in handliche Portionen zerlegt und transportiert werden. Das Feuer half, bis dahin ungeniessbare Knollenfrüchte zuzubereiten: selbst schwer verdauliche pflanzliche Lebensmittel erwiesen sich plötzlich als bekömmlich. In dieser Phase der menschlichen Entwicklung, dem Zeitalter des Homo erectus, kam es auch zu einer bedeutenden körperlichen Veränderung, der Vergrösserung des Gehirns.

Die richtige Zeit

Den Körper *regelmässig* mit Nahrung zu versorgen, ist wichtig. Jede nicht gegessene Mahlzeit gilt als «Schuldschein» an den Magen.

Die grösste Mahlzeit sollte am Morgen zwischen 7 Uhr und 9 Uhr eingenommen werden. Dies entspricht der aktivsten Zeit des

Magens, dann sind Aufnahmekapazität und Verdauungsleistung in Höchstform. Am Morgen wird am meisten Energie gebraucht. Die Energie muss steigen, Körper und Geist anregen. Der Morgen entspricht dem Frühling des Tages.

Am Mittag sollte man etwas Leichtes, Erfrischendes wählen. Isst man zu schwer, fühlt man sich am Nachmittag schlapp und müde. Der Mittag entspricht dem Sommer des Tages. Das Yang ist zu dieser Zeit am stärksten vorhanden.

Wichtig: Am Abend nicht zu viel und zu schwer essen! Der Abend entspricht dem Winter, die Energie zieht sich zurück. Der Magen hat zwischen 19 Uhr und 21 Uhr seine schwächste Zeit. Darum sollte möglichst zuvor gegessen werden (auf keinen Fall zu spät auf die Nacht hin. Nicht dass die Verdauungsorgane zur Schlafenszeit Schwerstarbeit verrichten). Am Abend braucht der Körper vor allem viel Wärme. Deshalb: Auf keinen Fall kalt essen oder gar eine Mahlzeit auslassen. Neumodischen Empfehlungen wie dem «Dinner-Cancelling» zum Trotz ...

Die Einstellung

Achtsameit und Genuss bilden wichtige Voraussetzungen – auch um die Substanz der Speisen in wertvolle Essenz und Energie (Qi) umzuwandeln.

Für Europäer ist dieser Blickwinkel nicht immer zu verstehen. Wir kennen zwar die betäubende Wirkung von Alkohol oder die aufputschende Wirkung von Kaffee, sind uns aber oft nicht bewusst, dass wir auf alle Nahrungsmittel und Gewürze äusserst subtil reagieren. Die geistige Leistung wie die psychische Befindlichkeit stehen in direktem Zusammenhang mit der Ernährung.

Einzelne Nahrungsmittel

Fleisch

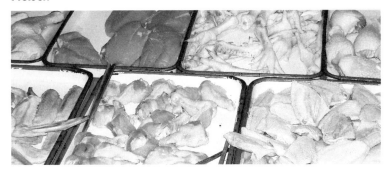

Fleisch gibt Kraft und zeigt ein warmes, ausgewogenes Temperatur-verhalten. Es kräftigt in erster Linie das Yang, befeuchtet auch das Yin. Durch kein Nahrungsmittel wird das Qi so gut ergänzt wie durch Fleisch. In der chinesischen Ernährungslehre wird eine streng vege-tarische Ernährung nicht empfohlen, weil durch das Weglassen von Fleisch eine wichtige Energiequelle fehlt. Allerdings sollte fettes Fleisch vermieden werden.

Bei Fleisch ist auf eine gute Qualität zu achten. Ein Tier, das ein glückliches Leben führt, bringt dem Menschen besseres Qi als Fleisch von einem schlecht gehaltenen Tier. Wichtig ist zudem, die Produkte möglichst frisch zu kaufen, richtig zu lagern sowie rasch zu verbrau-chen. Tiefgekühltes Fleisch sollte die Ausnahme bilden, da es durch das Einfrieren eiskalt geworden ist (selbst beim Kochen nicht mehr wärmenden Charakter erhält).

Fleisch unterstützt den Bluthaushalt. Dies gilt speziell für Frauen: Stichwort Eisengehalt, monatlicher Blutverlust durch die Menstrua-tion. Es muss nicht ein riesiges Steak sein, aber regelmässiger Fleisch-konsum ist von grosser Bedeutung. Fehlt dieses Element, so kann die «Mitte» (Magen/Milz) weniger Blut produzieren. Nicht zuletzt des-halb sind Vegetarier häufig blass, müde und energielos.

Insbesondere das leichte, helle Hühnerfleisch unterstützt den Bluthaushalt. In China wird empfohlen, nach Geburten täglich Hühnersuppe zu essen. Idee: den Blutverlust wettmachen, das Yang stützen. Die Wochenbettdepression hängt aus Sicht der Chinesen unter anderem mit dem starken Blutverlust zusammen. Sie lässt sich durch regelmässigen Konsum von Hühnerfleisch und Hühnersuppe auffangen.

Fleischsorte	Charakter
Ente	kühl
Fasan	warm
Gans	neutral, kühl
Hirsch	warm
Huhn	warm
Kalb	neutral, warm
Kaninchen	neutral
Lamm	warm
Pferd	kühl
Reh	warm
Rind	neutral, warm
Schnecken	kalt
Schwein	wenig kühl
Taube	neutral
Truthahn	kühl
Wachtel	wenig warm
Ziege	warm
Grilliertes Fleisch	heiss

Auch Vegetarier, für die es ausgeschlossen ist, ein Stück Fleisch zu essen, können durch Fleischsuppen (in denen wirklich Fleisch ausgekocht worden ist), eine gewisse Menge Energie aufnehmen. Nicht zuletzt, um den kühlenden Effekt aufzufangen. Dieser schädigt über längere Zeit den Körper. Um das Qi zu ergänzen sowie Wärme zu erhalten (Yang), benötigt der Mensch Fleisch. Wer längere Zeit auf dieses Lebensmittel verzichtet, realisiert den immensen Unterschied. Die Vitalität steigt, durch Fleisch. Umgekehrt nimmt der Heisshunger auf Süsses ab (weil die «Mitte» bereits durch das Fleisch gestärkt worden ist).

Die essbaren Eingeweide der Tiere wirken in der Regel auf den entsprechenden Funktionsbereich des Menschen. So beeinflusst Geflügelleber die Leber oder Kalbslunge die Lunge.

→ *Empfehlung: Mindestens 4 Mal pro Woche bis maximal 1 Mal täglich*

Cholesterin

Fleisch erhielt in unserer Kultur leider ein negatives Image: durch die zahlreichen Skandale, Cholesterin sowie den Medikamenteneinsatz in der Nahrungskette. Die Geschichten mit dem Cholesterin wurden überschätzt, die Einschränkungen übertrieben. Hingegen ist auf artgerechte Aufzucht, Haltung und Transport der Tiere zu achten (inklusive Schlachten und Weiterverwertung).

Cholesterin nimmt im Körper vielfältige und bedeutsame Aufgaben wahr. Eine Hauptaufgabe ist die Stabilität der Membrane der Körperzellen. Cholesterin sorgt für Festigkeit und Elastizität: es schützt die roten Blutkörperchen vor dem Zerfliessen, wird für den Neuaufbau von Immunzellen gebraucht und hält die Isolierschicht der Nervenzellen zusammen. Eine unabdingbare Voraussetzung für die Übertragung der Nervensignale!

Die Nebennieren bestehen gar zur Hälfte aus Cholesterin. Das ist für ein hormonbildendes Organ wenig erstaunlich. Immerhin werden aus Cholesterin wichtige Hormone unseres Körpers hergestellt: Sexual- und Stresshormone, Vitamin D für Haut und Knochen, aber auch Gallensäuren zur Fettverdauung oder Lipoproteine für den Fetttransport im Blut.

Aufgrund dieses Sachverhalts verlässt sich der Körper nicht auf die Zufuhr von aussen, sondern produziert den Stoff gleich selbst. Leber und Dünndarm sind die körpereigenen Cholesterinfabriken. Von dort aus geht das Cholesterin ins Blut, wo es an Transportproteine gebunden wird. Mit deren Hilfe gelangt es schliesslich an diejenigen Stellen, an denen es gerade gebraucht wird. Wie bei einer richtigen Fabrik regeln sich Angebot und Nachfrage: Ist viel Cholesterin vorhanden (zum Beispiel bei der Zufuhr von aussen), wird die Produktion zurückgefahren. Sinkt der Blutspiegel ab (weil sich der Mensch bewusst cholesterinarm ernährt), wird die Produktion angekurbelt. So sorgt der Körper dafür, dass er nicht nur ausreichend mit Cholesterin versorgt ist, sondern auch dafür, dass die Menge an Cholesterin möglichst konstant bleibt. Gewöhnlich zirkulieren etwa zwei Prozent in der Blutbahn, der Rest «sitzt» in den Zellen. Er erfüllt dort seine lebenswichtigen Aufgaben. Auch deshalb sagt der Cholesterinspiegel im Blut herzlich wenig über den wirklichen Cholesteringehalt aus.

Wie weit diese Regulationsfähigkeit gehen kann – in Anpassung an die jeweiligen Ernährungsbedingungen – demonstrieren Völker, in denen überwiegend Fleisch, Fett und andere tierische Produkte verzehrt werden. Die Bewohner der Polarregion (die Inuit) ernähren sich fast ausschliesslich von Fisch sowie dem tranreichen Wal-/ Robbenfleisch. Sie führen sich mit der Nahrung fast doppelt so viel Cholesterin zu wie die Europäer. Trotzdem liegt ihr Cholesterinspiegel bedeutend niedriger. Auch die Massai, ein afrikanisches Hirtenvolk, leben vorwiegend von tierischen Produkten. Tierisches Fett macht zwei Drittel ihrer Gesamtkalorienmenge aus. Gleichwohl reihen sich ihre Serumcholesterinwerte unter denjenigen von Amerikanern oder Europäern ein.

Der Körper reguliert das Gleichgewicht zwischen der Zufuhr von aussen und der körpereigenen Produktion. Deshalb lassen sich die Cholesterinwerte bei den meisten Menschen nicht – oder höchstens kurzfristig – über das Essen beeinflussen. Unser Körper versucht, auf lange Sicht den gewünschten Mittelwert zu halten. Aus diesem Grund sind die meisten Versuche gescheitert, den Cholesterinspiegel durch Ernährung zu senken.

Fisch und Meeresfrüchte

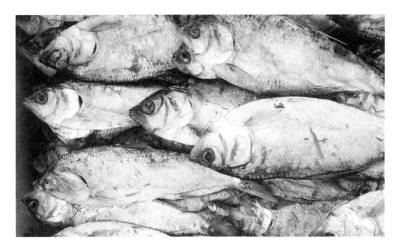

Fische haben wie Fleisch eine gute Wirkung auf Qi und Blut. Auch bei Fisch gilt: auf eine gute Qualität achten! Aus ökologischen Gründen sollte man nicht ausschliesslich zu Importgut greifen. Die Meere werden zusehends leer gefischt. Dieses Verhalten stellt eine Bedrohung für die einheimischen Völker dar. Zudem sind die Transportwege lang und aufwändig. Zuchtfische weisen mitnichten dieselbe Energie auf wie wild lebende Tiere, weil ihre Gewohnheiten verändert wurden. Fette Fische (wie zum Beispiel Lachs) enthalten wertvolle Fettsäuren, die Omega-3-Fettsäuren.

Fisch	Charakter
Aal	wenig warm
Austern	kühl
Barsch	neutral
Calamari	kühl
Forelle	warm
Hering	neutral
Hummer	warm
Kabeljau	warm
Karpfen	neutral
Kaviar	kalt
Krebs	kalt
Krevetten (Garnelen)	warm
Lachs	wenig warm
Meeräsche	neutral
Miesmuscheln	kühl
Sardellen	warm
Tintenfisch	kühl
Alle geräucherten Fische	warm

Alle Süsswasserfische sind generell neutral. Je tiefer ein Fisch lebt, je mehr er in der Gegenströmung schwimmt, desto mehr Yang wohnt ihm inne.

→ *Empfehlung: Mindestens 1 Mal alle zwei Wochen, maximal 2 Mal pro Woche*

Tofu

Tofu wird im Westen als Fleischersatz betrachtet (zur Eiweissaufnahme). Dabei kommt Tofu dem Fleisch überhaupt nicht gleich. Tofu ist vom Temperaturverhalten her kühlend. Es hat nicht annähernd dieselbe Wirkung wie Fleisch oder Fisch. Der Körper erhält durch Tofu weniger Energie und Kraft als durch Fleisch oder Fisch.

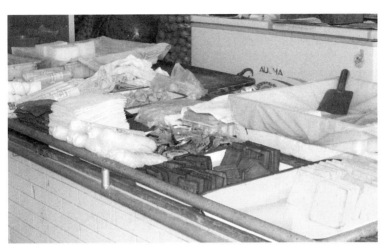

→ *Empfehlung: Tofu ist ein gutes Nahrungsmittel, aber kein Fleisch-ersatz. Gelegentlich kann es auf dem Teller Platz finden.*

Quorn

Für Quorn gilt das Gleiche wie bei Tofu. Es ist ebenfalls kühlend und kommt – von der Wirkung her – nicht an Fleisch oder Fisch heran. Was viele nicht wissen: Quorn ist ein gezüchteter Pilz. Er wird in einem langen Herstellungsverfahren künstlich hergestellt.

→ *Empfehlung: Möglichst selten*

Hülsenfrüchte

Hülsenfrüchte gehören zu den am frühesten gezüchteten Pflanzen. Seit zirka 7000 v. Chr. sind sie rund um den Erdball verbreitet: in Westasien, Amerika, im Nahen Osten und in Europa. Zu den Hülsenfrüchten zählen Linsen, Bohnen, Erbsen oder Kichererbsen. Hülsenfrüchte liefern unserem Körper wertvolles pflanzliches Eiweiss sowie Vitamine (Vitamin B1, B2, B6, E, Folsäure), Mineralstoffe (Eisen) und Nahrungsfasern.

Ihr Temperaturverhalten ist grundsätzlich neutral. Es kommt nie in die Nähe vom Extremen wie Kälte oder Hitze. Hülsenfrüchte unterstützen neben der «Mitte» auch die Nierenenergie. Linsen besitzen die Fähigkeit, unsere Urenergie (oder die Konstitution) zu kräftigen.

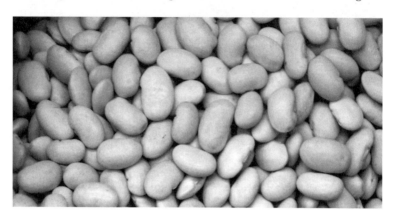

Hülsenfrüchte	Charakter
Bohnen, gelb	neutral
Bohnen, grün	neutral
Bohnen, rot	neutral
Bohnen, schwarz	neutral
Erbsen	neutral
Fave-Bohnen	neutral
Kichererbsen	neutral
Linsen	neutral, warm
Mungbohnen	kühl
Saubohnen	neutral
Sojabohnensprossen	kühl
Tofu	kühl

Hülsenfrüchte müssen vorzeitig eingelegt werden, am besten am Vorabend. Die Kochzeit dauert häufig lange. Bohnen, Erbsen, Linsen etc. gelten als schwer verdaulich.

→ *Empfehlung: Regelmässig essen*

Eier

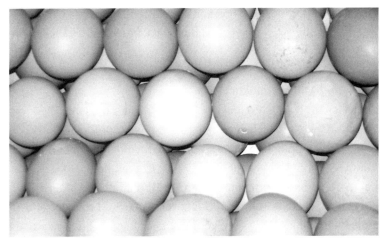

Das Ei ist ein sehr wertvolles Nahrungsmittel. Es enthält viele Vitamine und Mineralstoffe sowie hochwertiges Eiweiss. Das Eiweiss ist übrigens vor allem im Eigelb und nicht im Eiweiss enthalten! Auch hier sollte beim Einkauf auf gute Qualität geachtet werden. Eier von glücklichen Hühnern haben ein besseres Qi als Eier von Legebatteriehühnern. Sie schmecken nicht nach Fischfutter und sind korrekt datiert… Wie das Fleisch gerieten auch die Eier durch den Cholesteringehalt in Verruf. Gleichwohl liess sich kein negativer Einfluss nachweisen. Im Gegenteil: In der chinesischen Ernährungslehre stärkt das Eigelb sogar die Herzenergie, kann Herzproblemen vorbeugen. In flüssiger Form verfügt Eigelb über ein besseres Qi als hart

Eier	Charakter
Hühnerei	neutral
Eigelb	neutral
Eiweiss	kühl
Taubenei	warm
Wachtelei	neutral

gekocht. Es gibt keinen ersichtlichen Grund, nicht ab und zu ein Drei-Minuten-Ei oder ein Spiegelei zu kosten.

→ *Empfehlung: Mindestens 2 Mal pro Woche, maximal 1 Stück pro Tag*

Milch und Milchprodukte

Zu Milch und Milchprodukten existieren verschiedene Theorien. Grundsätzlich ist Milch ein einheimisches Naturprodukt. Die Milch bildet den Hauptlieferanten für Kalzium. In anderen Ländern ist die Kuhmilch nicht so bekannt wie bei uns. China bildet da keine Ausnahme! Aus Sicht der chinesischen Ernährungslehre wirken sämtliche Milchprodukte sehr stark Qi-absenkend. Sie besitzen tendenziell einen kühlen Charakter, können Verschleimungen hervorrufen. Personen, die zu solchen Erscheinungen neigen (wie zum Beispiel Erkältungen, Mittelohrentzündung, Übergewicht etc.) sollten Milch und Milchprodukte meiden. Menschen ohne diese Beschwerden müssen sich nicht weiter einschränken. Wichtig ist, Milch – als neutrales bis kühlendes Element – nicht zu Beginn einer Mahlzeit zu konsumieren. Es ist alles andere als ratsam, Milch morgens auf nüchternen Magen zu trinken. Tipp: Nach einem warmen Tee oder einem stärkenden Essen. Die Milch reduziert ansonsten über eine gewisse Zeit das Magenfeuer. Ein ungünstiger Start in den Tag. Warme Milch ist eher zu empfehlen als kalte Milch. Nicht alle Milchprodukte wirken gleich (siehe Tabelle).

Durch die Schleimbildung im Körper fördern Milch und Milchprodukte eine geschmeidige Haut und helfen bei Verstopfung; vorausgesetzt, sie werden richtig eingesetzt. Zu viel Käse kann Entzündungen im Körper hervorrufen und sollte deshalb bei Rheuma, Gicht, Polyarthritis etc. gemieden werden.

Milch/Milchprodukte	Charakter
Butter	neutral
Frischkäse	kalt
Joghurt	kalt
Käse	neutral
Kefir	kühl
Kuhmilch	neutral
Quark	kühl
Sahne	neutral
Sauermilch	kühl
Sauerrahm	kühl
Sojamilch	neutral, kühl
Ziegenmilch	warm

Zum Standardfrühstück «Birchermüesli» lesen Sie mehr auf Seite 30.

Sojamilch

Nachdem man die Sojabohnen im Wasser zum Quellen gebracht hat, werden sie verfeinert und abgesiebt, bis ein milchiger Saft entsteht. Diesen bezeichnet man als «Sojamilch». Sojamilch ist in unseren Breitengraden weniger bekannt. Sie kann als Kuhmilchersatz dienen. Ein «Kann», kein Muss!

Schützt Milch vor Osteoporose?

Bei Osteoporose werden die Knochen brüchig, weil ihnen der stützende Kalk fehlt. Kalk besteht aus Kalzium und Karbonat. Kalzium wiederum ist in Milch und Milchprodukten reichlich enthalten. Folglich muss man nur viel Milch trinken, Joghurt und Käse essen, um sich vor Osteoporose zu schützen? Soweit die Theorie. Wäre diese richtig, müsste Knochenschwund in denjenigen Gegenden häufig auftreten, wo wenig Milch getrunken wird. Dem ist jedoch nicht so!

Unser Knochengewebe befindet sich in einem ständigen Auf- und

Abbau: Ein Prozess, in welchem verschiedene körpereigene Hormone eine Rolle spielen. Bei Osteoporose verläuft der Abbau schneller als der Aufbau. Kalzium aus dem Abbau wäre also vorhanden, aber es wird nicht mehr aufgenommen. Was nützt indes die beste Kalziumzufuhr, wenn das Mineral ausgeschieden wird? Weil die Transporteure fehlen, weil es vor dem Einbau abgefangen wird oder weil eine Fehlregulation den ganzen Prozess auf «Knochenabbau» geschaltet hat? Zahlreiche Medikamente wie Cortison, Tetracycline oder das Schilddrüsenhormon Thyroxin (aber auch Stimmungsschwankungen oder Lichtmangel) beeinflussen den Knochenstoffwechsel. Sie wirken endokrinologisch, das heisst auf hormonellem Weg. Auch die Unsitte, Extraportionen an Vitamin C zu schlucken, fördert Osteoporose. Zitrate und Phosphate, die in der westlichen Ernährung reichlich vorhanden sind (Cola, Orangensaft, Schmelzkäse, Wurstwaren), bilden mit Kalzium Komplexe. Sie verhindern die Aufnahme des Kalziums. Die mit Abstand fatalste Ursache von Osteoporose ist jedoch das einseitige Regime von Diäten und Hungerkuren.

Wie steht es nun um die Behauptung, dass Frauen, welche in ihrer Kindheit reichlich Milch getrunken haben, im Alter seltener unter Osteoporose leiden? Diese «Beweise» gibt es – und sie bilden zugleich ein Musterbeispiel für wissenschaftliche Manipulation. Die populärste Studie stammt aus Deutschland. Sie verglich 65 Patienten mit Osteoporose mit 76 gesunden Personen. Das Resultat: Bei der Patientengruppe war in der Kindheit und Jugend die Kalziumaufnahme durch Milch und Milchprodukten signifikant niedriger als bei den Kontrollpersonen. Der Haken: Die Kindheit bzw. Jugend der Betroffenen fiel in die Zeit des Zweiten Weltkrieges. Wer damals reichlich Milch bekam, der hatte zu essen und musste nicht hungern. Hunger führt zu Knochenschwund. Die Studie gibt übrigens weder Auskunft darüber, wie viel Kalzium bzw. Milch die Teilnehmer zu sich genommen hatten, noch, ob sie damals hungerten oder nicht. Dennoch wird das Ergebnis laufend einer breiten Öffentlichkeit vermittelt.

Nach der Diagnose «Osteoporose» können sich viele Patientinnen auf einmal nicht mehr daran erinnern, je viel Milch getrunken zu haben. Die Krankheit ist für sie die Bestätigung einer fatalen Unterlassung. So gelingt es der Wissenschaft elegant, ihre eigenen Thesen zu untermauern, ja einen Irrglauben zu stützen.

(Quelle: Pollmer und Warmuth: Lexikon der populären Ernährungsirrtümer, 2000)

Laktoseintoleranz (Unverträglichkeit von Milchzucker)

In der Schweiz leiden zirka 17 Prozent der Erwachsenen nach dem Konsum von Milch unter Bauchschmerzen, Blähungen, dünnen Stühlen oder Durchfällen. In Schweden trifft es nur jeden Hundertsten, in Italien jeden Zweiten, in China, Thailand und Afrika praktisch alle. Kaum verwunderlich, dass Milch in weiten Teilen Asiens als ungesund gilt.

Milch ist nicht nur reich an Eiweiss, Fettsäuren, Vitaminen und Mineralstoffen. Milch enthält darüber hinaus Milchzucker (Laktose). Dieser verleiht ihr den leicht süssen Geschmack. Um diesen Milchzucker zu verwerten, benötigt der Körper ein Enzym namens Laktase. Alle Säugetiere, auch die Menschen, bilden Laktase. Sie tun dies, bis sie entwöhnt sind, also keine Muttermilch mehr benötigen. Laktoseintoleranz sollte bei Erwachsenen der Normalfall sein.

Wer unter Laktoseintoleranz leidet, muss nicht nur bei Milch vorsichtig sein, sondern bei allen Milchprodukten. Allerdings sollten Milchprodukte, welche unter der Mitwirkung von Milchsäurebakterien hergestellt werden, kaum Laktose enthalten. Erstens wird bei der Dicklegung mit Molke ein Teil des «Beschwerdenerregers» entfernt. Zweitens besitzen die Mikroorganismen Enzyme, mit denen sie den Milchzucker abbauen. Deshalb vertragen viele Joghurt besser als Milch.

→ *Empfehlung: Je nach Veranlagung, sehr unterschiedlich*

Getreide und Kartoffeln

Unsere Nahrung sollte zu 45 Prozent aus Getreide bestehen, aus Stärkebeilagen. Diese wirken sättigend und pflegen den Magen. Die stärkehaltigen Nahrungsmittel (Getreide und Kartoffeln) gelten als Basis jeder Hauptmahlzeit.

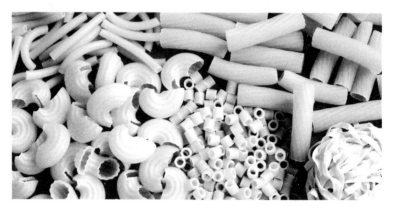

Getreide haben in der Regel ein neutrales Temperaturverhalten. Einige Sorten weisen eine Tendenz zu Kälte oder Wärme auf. Es gibt keine Getreideart mit extremem, sprich heissem oder kaltem Temperaturverhalten. Ihr Geschmack ist zumeist süss; ein Umstand, welcher auf ihre Säfte spendende und Energie bereitstellende Wirkung hinweist. Entsprechend stützt Getreide speziell die «Mitte».

Auch die Kartoffel ist geeignet, um die «Mitte» zu stärken. Sie zählt zu den hochwertigen Nahrungsmitteln. Bei uns wird sie als Stärkebeilage angesehen, in anderen Ländern – wie im asiatischen Raum – gilt die Kartoffel als Gemüse. Deshalb wird sie im Anhang dieses Buches unter zwei Kategorien angeführt.

Reis ist neutral und eignet sich zu jeder Mahlzeit. Er gleicht die verschiedenen Geschmäcker aus. Roher Reis sollte gewaschen werden, bis das Wasser klar ist. Ungewaschener Reis kann zu Verstopfung führen. Das Reiswasser ist anschliessend derart seifig, dass damit Geschirr gewaschen werden könnte.

Teigwaren besitzen die Eigenschaft, Feuchtigkeit im Körper zu produzieren. Zu viel Feuchtigkeit führt zu Verschleimung, auch zu Übergewicht. Die Feuchtigkeit der Teigwaren kann mit Säure ausgeglichen werden. Tomatensauce oder ein Tropfen Essig (speziell Balsamico-Essig) eignen sich vorzüglich.

Für Brot gilt das Gleiche wie bei den Teigwaren. Auch durch Brot entsteht Feuchtigkeit im Körper. Um die Feuchtigkeit auszugleichen, empfiehlt es sich, Brot nur am Morgen zu essen. Einen bekömmlichen Ausgleich schafft Konfitüre mit viel Fruchtanteil.

Getreide	Charakter
Amaranth	warm
Buchweizen	warm
Dinkel	wenig kühl
Gerste	kühl
Grünkern	warm
Hafer	warm
Hefebrot	kühl
Hirse	kühl
Klebereis	warm
Mais	neutral
Reis	neutral
Roggen	kühl
Teigwaren	neutral
Vollkornreis	neutral
Weizen	kühl

Kartoffel	Charakter
Kartoffel	neutral
Süsskartoffel	warm

→ *Empfehlung: Abwechslung, 3 Mal täglich zu jeder Hauptmahlzeit*

Vollkornprodukte geeignet oder ungeeignet?

Vollkornprodukte eignen sich für viele, aber nicht alle Leute, siehe
Seite 112. Wir erleben häufig, dass Leute sich bemühen, möglichst
viele Nahrungsfasern zu sich zu nehmen, weil diese als gesund gelten. Achten Sie darauf, was Ihr Körper anzeigt (Verarbeitung, Ver-
dauungsbeschwerden, Unwohlsein). Überfordern Sie ihn nicht!

Nüsse und Samenfrüchte

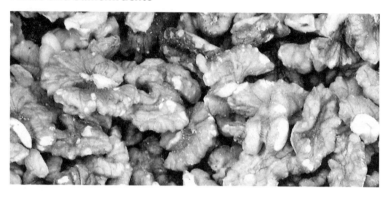

Nüsse und andere Samenfrüchte sind in der Regel süss und neutral,
einige tendieren zur Wärme. Grundsätzlich wirken sie vor allem auf
die «Mitte». Es ist zu berücksichtigen, dass diese Nahrungsmittel in
geröstetem Zustand ein warmes oder heisses Temperaturverhalten
zeigen. Nüsse und Samen enthalten wertvolle Fettsäuren. Der Fett-
anteil ist jedoch hoch (rund 50 Prozent). Konsumieren Sie Mandeln,
Kürbiskerne etc. deshalb mit Mass.

Nüsse und Samen	Charakter
Cashewnuss	warm
Erdnuss	neutral
Fenchelsamen	warm
Haselnuss	neutral
Kastanie	warm

Nüsse und Samen	Charakter
Kokosnuss	neutral
Kürbiskerne	neutral
Lotusnuss	neutral
Mandel	neutral
Pinienkerne	wenig warm
Pistazie	warm
Sesam, schwarz	neutral
Sesam, weiss	kühl
Sonnenblumenkerne	neutral
Walnuss (Baumnuss)	warm

→ *Empfehlung: Ab und zu, mit Mass*

Gemüse und Pilze

Das Grundbedürfnis nach Nahrung wird in erster Linie durch Getreide abgedeckt. Gemüse dient dabei der geschmacklichen Abrundung – manchmal auch als Farbtupfer oder zur Dekoration. Die Gemüsearten haben (im Gegensatz zu Getreide) ein breites Wirkungsspektrum. Das Temperaturverhalten variiert von Sorte zu Sorte, zwischen kalt und heiss. Speziell gut auf die «Mitte» wirken Wurzel- und Knollengemüse wie Fenchel, Karotte, Kartoffel, Kohl. Blattgemüse wie Spinat oder Salat sind im Allgemeinen neutral oder kühl. Pilze besitzen meist ein neutrales oder kühles Temperaturverhalten. Sie unterstützen dadurch die «Mitte».

Grundsätzlich kann man sich auf die

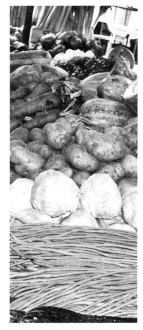

Jahreszeit verlassen. Diejenigen Gemüse, welche im Sommer wachsen, verfügen über einen neutral-kühlenden Charakter. Gemüsearten, die im Winter wachsen, tendieren zu einem neutral-warmen Charakter. Je nachdem liefern diese Lebensmittel Kälte oder Wärme. Wenn Sie auf die Jahreszeit achten und den Einkaufszettel saisonal ausrichten, liegen Sie im Rhythmus der Natur.

→ *Empfehlung: Mindestens 2 Mal pro Tag in gekochter Form und maximal 1 Mal pro Tag roh*

Gemüse	Charakter
Algen	kalt
Artischocke	kühl
Aubergine	kühl
Avocado	kühl
Bambussprossen	kalt
Blattsalat	kühl
Blumenkohl	kühl
Bohnen, grün	neutral
Broccoli	kühl
Chicorée	kühl
Chinakohl	neutral, kühl
Eisbergsalat	kühl
Endivien	kühl
Erbsen, grün	neutral
Fenchel	warm
Frühlingszwiebel	warm
Grüner Salat	kühl
Gurke	kalt
Karotte	neutral
Kartoffel	neutral
Kefen	neutral
Knoblauch	warm

Gemüse	Charakter
Kohlrabi	kühl
Kürbis	warm
Lattich	kühl
Lauch	warm
Löwenzahn	kühl
Mais	neutral
Mangold	kühl
Meerrettich	warm
Nüsslisalat (Feldsalat)	neutral
Olive	neutral
Pastinake	kühl
Peperoncini	heiss
Peperoni (Paprika)	neutral
Radicchio	kühl
Radieschen	kühl
Rettich, weiss	kühl
Rhabarber	kalt
Rosenkohl	neutral
Sauerkraut	kühl
Schnittlauch	warm
Schwarzwurzel	kühl
Sellerie	kühl
Spargel	kühl
Spinat	kühl
Sprossen	kühl
Stangensellerie	kühl
Süsskartoffel	warm
Tomate	kühl
Weisskohl	neutral
Zucchetti	kühl
Zwiebel	warm

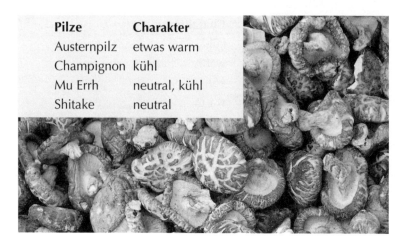

Pilze	Charakter
Austernpilz	etwas warm
Champignon	kühl
Mu Errh	neutral, kühl
Shitake	neutral

Rohkost: geeignet oder ungeeignet?

Rohkost, also ungekochte Nahrungsmittel, besitzt wenig Wärme. Der Körper erhält – insbesondere zu Beginn einer Mahlzeit – nicht genügend Kraft, die Nahrung umzuwandeln. Deshalb sollte man mit Rohkost eher zurückhaltend sein, sie erst nach etwas Warmem geniessen (etwa einem Teller Suppe). Behalten Sie die Jahreszeit sowie Ihre eigene Tendenz, zu frieren/schwitzen, im Auge!

Rohkost wird am Mittag besser vertragen als abends. In der Tagesmitte ist von Natur aus mehr Energie da. Deshalb sollte Rohkost speziell beim Abendessen (und auf die Nacht hin) ganz weggelassen werden.

Tiefkühlgemüse versus Frischgemüse

Tiefkühlgemüse ist in unserer Zivilisation sehr beliebt. Der Kühlprozess findet relativ schnell nach der Ernte statt. Aus Sicht der chinesischen Ernährungslehre ist Eingefrorenes derart kalt, dass es sich auch durch den Kochprozess (oder das Würzen) nicht mehr erwärmen lässt. Hochwertiges Frischgemüse ist Gefriergut vorzuziehen. Als ideal erweist sich ein eigener Garten oder das Einkaufen direkt beim Produzenten (Bauernhof).

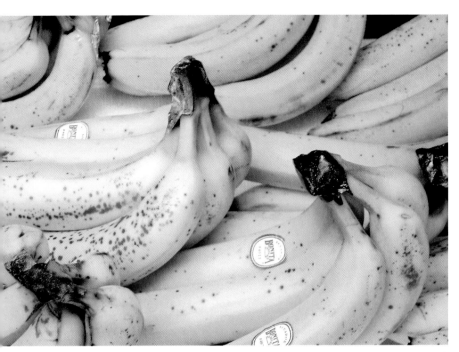

...ichte sortieren die Energie im Magen, wirken unterstützend und regulierend. Als Nachtisch ...den sie eine echte Krönung jedes Essens!

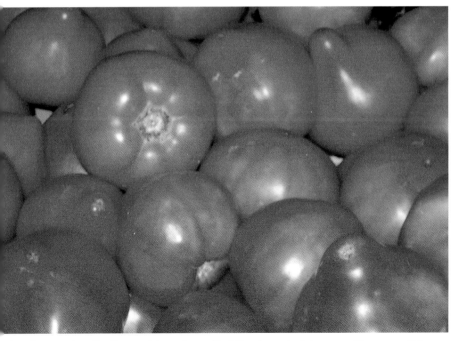

...der chinesischen Ernährungslehre gibt es fünf Geschmacksrichtungen. Tomaten zählen zu ...n sauren Lebensmitteln. «Sauer» spricht die Leber und die Gallenblase an.

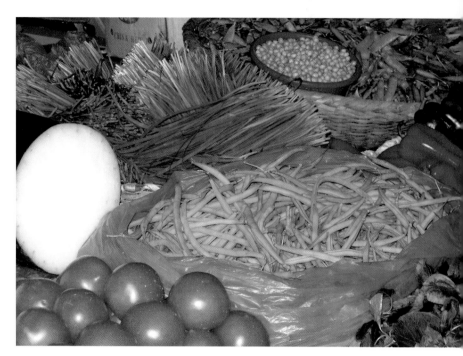

In der chinesischen Ernährungslehre besitzen Lebensmittel (auch Gemüse) einen bestimmten C rakter, ein thermisches Verhalten, eine Wirkrichtung und einen Geschmack.

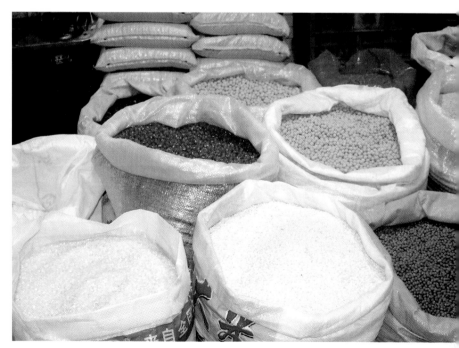

Bohnen, Erbsen, Sojasprossen, Tofu: Sie weisen einen neutralen bis kühlenden, selten warm Charakter auf.

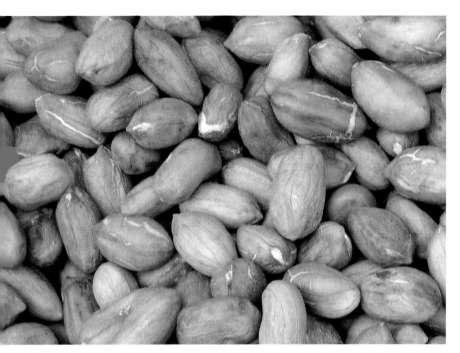

...sse enthalten – wie Samen – wertvolle Fettsäuren. Konsumieren Sie Erdnüsse, Mandeln oder Kürkerne mit Mass, unter anderem wegen des hohen Fettanteils (bis zu 50 Prozent).

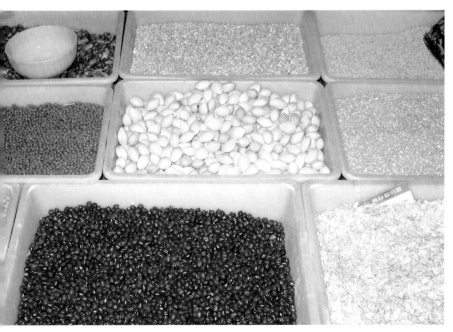

...ist wichtig, regelmässig zu essen. Frühstück, Mittag- und Abendessen wenn möglich immer ...r selben Zeit einnehmen, nach Bedarf auch die Zwischenmahlzeiten. Die Speisen sollten ...wechslungsreich und warm sein.

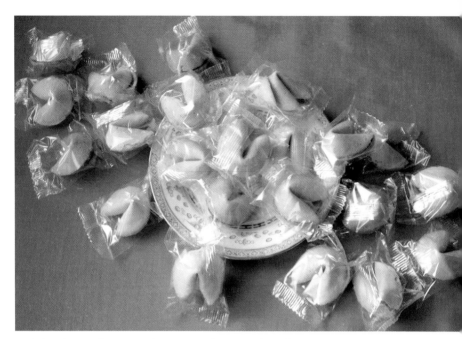

Ziel der chinesischen Diätetik ist es, ein harmonisches Gleichgewicht zwischen Yin und Yang finden. Bei uns werden asiatische Glückskekse oft an Partys herumgereicht – unter anderem weg der eingeklemmten witzigen Sinnsprüche.

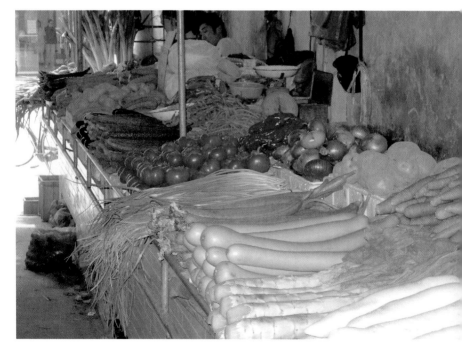

Frischgemüse (nicht Gefriergut!) hat in Asien Vorrang. Es wird auf dem Markt eingekauft, entsp chend der Saison, meist beim Produzenten oder einem Händler vor Ort.

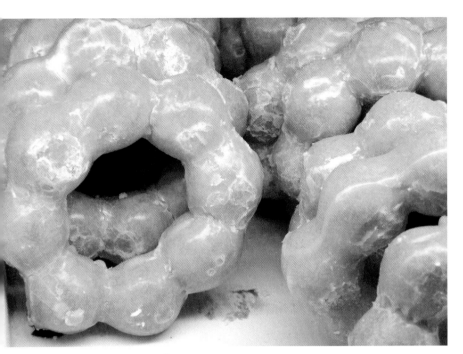

tiges wie Süssigkeiten oder in Öl/Butter ausgebackene Speisen gilt es mit Genuss, aber
ht im Übermass zu verzehren!

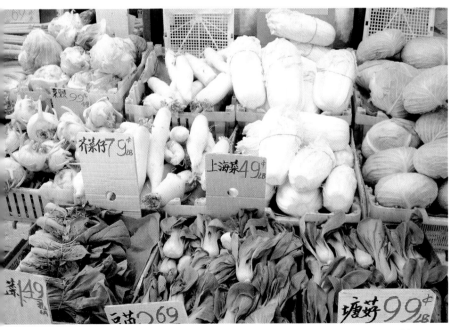

ährung ist das A und O für die Gesundheit. «Wenn wir unseren Körper vernachlässigen,
sollen wir dann wohnen?» Übersetzt bedeutet dieses Sprichwort: Die Ernährung muss pas-
n wie ein massgeschneiderter Anzug.

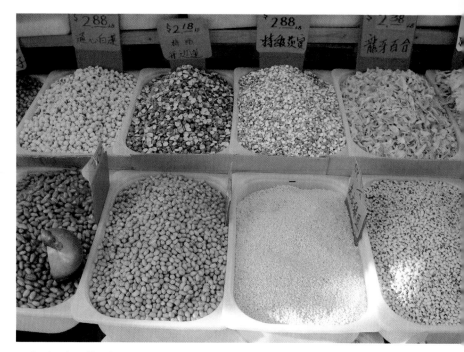

Soll ich überall zulangen oder muss ich Diät halten? Ein gesunder Mensch darf alles esse «Die Dosis macht das Gift» (Paracelsus). Radikale Diäten sind in keinem Fall zu empfehle.

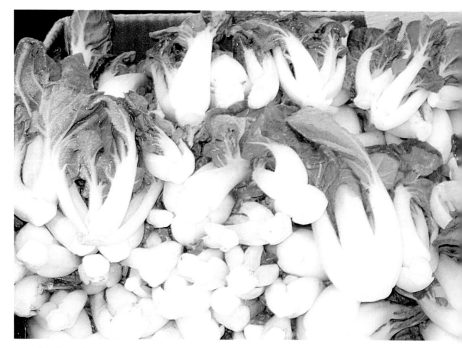

Tipp für die Zubereitung: Das Gemüse immer unter kaltem Wasser waschen, rüsten und wenn mö lich schräg schneiden.

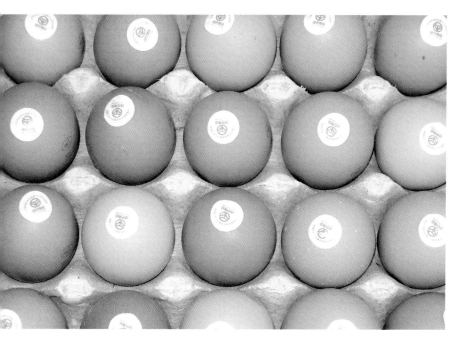

s Ei ist ein sehr wertvolles Nahrungsmittel. Es enthält viele Vitamine und Mineralstoffe
vie hochwertiges Eiweiss. Das Eiweiss ist vor allem im Eigelb (und nicht im Eiweiss) ent-
ten!

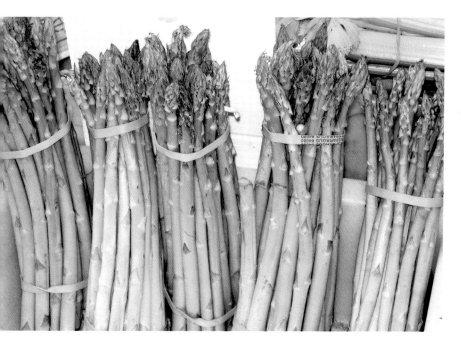

müse dient in der chinesischen Ernährung der geschmacklichen Abrundung – manchmal
h als Farbtupfer oder zur Dekoration. Spargeln besitzen einen eher kühlenden Charakter,
al für einen lauen Frühlingstag!

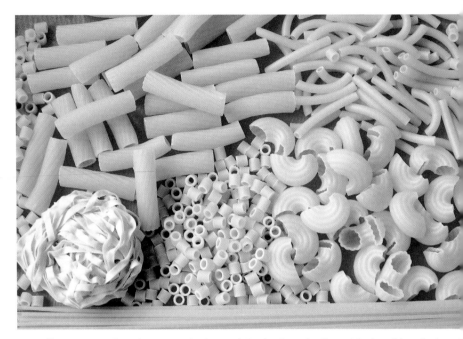

Die Allgegenwärtigkeit des Essens findet auch in der Sprache ihren Niederschlag: So begrü man sich in China mit der Frage: «Chi fan le ma?» was so viel heisst wie «Hast du dich gegessen?» und unserem «Wie geht es dir?» entspricht.

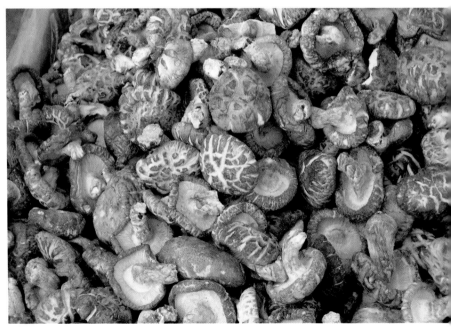

Pilze zählen zum Gemüse. Sie verfügen je nach Sorte (Austernpilz, Champignon, Mu Errh o Shitake) über einen kühlen bis neutralen oder leicht warmen Charakter.

Alle Fotos: Pascale Anja Bar▮

Kraut und Rüben

Grundsätzlich gilt: Gemüse immer saisongerecht einkaufen – und frisch geniessen. Gekochtes Gemüse sollte bei keiner Hauptmahlzeit fehlen. Ausnahme: das Frühstück. Zwischendurch nicht zu viel Rohkost konsumieren. Wenn, dann nach einer warmen Mahlzeit.

Früchte

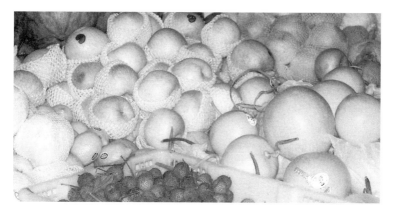

Allgemein weisen Früchte einen süssen oder sauren Geschmack auf. Hinzu kommt ein zur Kälte bzw. Kühle tendierendes Temperaturverhalten. Apfel, Birnen, Bananen und Zwetschgen bringen Säfte hervor. Wir verbinden sie mit «durststillend» und «verdauungsfördernd». Allerdings gibt es auch Früchte wie Feigen, Kirschen und Weintrauben, welche mit ihrem süssen Geschmack (und warmen) Temperaturverhalten das Blut unterstützen.

Früchte werden meistens frisch und roh, aber auch in Form von Trockenobst gegessen. Die chinesische Diätetik mildert das kühle Temperaturverhalten durch Kochen oder Dünsten.

Getreide bildet die Basis, Gemüse dient der Vervollständigung eines Menüs. Welche Funktion haben nun die Früchte? Sie sortieren die Energie im Magen, wirken unterstützend, ja regulierend. Als Nachtisch bilden sie eine echte Krönung jedes Essens.

Früchte	Charakter
Ananas	heiss
Apfel, reif, süss	neutral
Apfel, grün, sauer	etwas kühl
Aprikose	warm
Banane	kalt
Birne	kühl
Brombeere	neutral
Dattel	neutral
Erdbeere	kühl
Feige	neutral
Granatapfel	warm
Grapefruit	kühl
Heidelbeere	neutral
Holunderbeere	kühl
Honigmelone	kühl
Johannisbeere	kühl
Kaki	kalt
Karambola/Sternfrucht	kalt
Kirsche	warm
Kiwi	kalt
Kokosnuss	neutral
Kumquat	warm
Longan	neutral, warm
Litschi	warm
Mandarine	neutral
Mango	kalt
Nektarine	neutral
Orange	kühl
Papaya	kühl
Pfirsich	warm
Pflaume	neutral

Früchte	Charakter
Preiselbeere	kühl
Quitte	neutral
Rosine	warm
Stachelbeere	kühl
Traube	neutral
Wassermelone	kalt
Zitrone	kalt
Zuckermelone	kalt

→ *Empfehlung: Mindestens 2 Mal pro Tag, nach einer Mahlzeit*

Fünf Portionen am Tag?

Obst ist gesund. Die hohe Anpassungsfähigkeit des menschlichen Körpers wird jedoch gerne übersehen. Eskimos ernährten sich fast ausschliesslich von Fleisch und Fett. Gleichwohl ertrugen sie die enorme Belastung des Körpers durch eisige Kälte über Generationen hinweg. Die Massai in Afrika lebten die meiste Zeit nahezu von Milch und Blut ihrer Rinder. Diese Menschen waren grösser und kräftiger als ihre Nachbarn. Würden unsere Vorstellungen vom «Bedarf» des Menschen an bestimmten Nährstoffen zutreffen, wären Völkergruppen wie die Eskimos oder Massai längst vom Erdboden verschwunden. Aus Mangel an Obst oder grünem Salat … Die Regel «Take five» (fünf Mal Gemüse oder Früchte pro Tag) gilt demnach nicht für alle.

Tipp: Gezielt, nicht zwischendurch, saisongerecht. In der warmen Jahreszeit, wenn das Angebot an einheimischen Produkten gross ist, kann mehr Obst gegessen werden. Im Winter ist die Auswahl klein. Deshalb sollte man weniger Früchte konsumieren. Für die kalte Jahreszeit eignen sich vor allem Dörrobst und gekochte Früchte (in Form von Kompott). Apfelkompott mit Zimt verbinden viele mit Advent, Weihnachten, Vorfreude …!

Zitrusfrüchte, eine Vitaminbombe?

Die Zitrusfrüchte haben im Winter Hochsaison: als Vitamin-C-Spender, die uns vor Schnupfen, Erkältung oder Grippe schützen sollten. Wie aus der vorherigen Tabelle ersichtlich, sind alle Zitrusfrüchte neutral bis kalt. Dies besagt, dass sie sich für Menschen in nördlichen Breitengraden nicht eignen. Das Thermometer bewegt sich bereits um den Gefrierpunkt herum, und dann verzehren wir auch noch kalte Früchte, rauhen Mengen! Zitrusfrüchte sind bestimmt für Menschen in warmen oder sehr heissen Ländern. Dort bilden sie den richtigen Ausgleich. Dass man mit möglichst viel Vitamin C Schnee und Kälte trotzt, ist bis jetzt nicht erwiesen: weder bei den Abwehrkräften noch hinsichtlich Erkältungshäufikgeit.

Öle und Fette

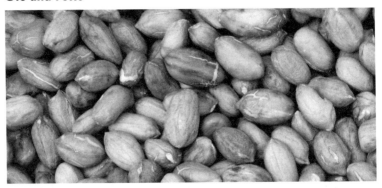

Das Temperaturverhalten von Fetten und Ölen erweist sich bei roher Verwendung meist als neutral, mit einer Tendenz zur Wärme oder zur Kälte. Durch Erhitzen – etwa beim Braten oder Frittieren – verändert sich das Temperaturverhalten. Fette und Öle sollten sparsam verwendet werden, da sie sehr viel Kalorien enthalten.

Grundsätzlich sind pflanzliche hochwertige Fette den tierischen vorzuziehen. Erstere liefern günstigere Fettsäuren für unsere Gesundheit. Für die kalte Küche eignen sich hochwertige kaltgepresste Öle.

Für das Erhitzen – vor allem für das Braten – verwenden Sie mit Vorteil raffinierte Öle, Butter oder Bratbutter. Die Fettsäuren der hochwertigen Öle werden durch das starke Erhitzen zerstört. Dies kann negative Wirkungen auf unsere Gesundheit haben. Kaltgepresste Öle auf keinen Fall zu stark erhitzen, sondern für die kalte Küche verwenden (oder für das kurze Anbraten von Gemüse).

Öle/Fette	Charakter
Butter	neutral
Distelöl	neutral
Erdnussöl	neutral
Olivenöl	neutral, kühl
Rapsöl	warm
Schweineschmalz	kühl
Sesamöl	neutral, kühl
Sojaöl	warm
Sonnenblumenöl	neutral
Traubenkernöl	warm
Weizenkeimöl	neutral, kühl

Wenig Fett! Tipps für die Zubereitung:

- Neben dem Herd ein dunkles Glas mit wenig Öl bereithalten. Einen Pinsel eintauchen, die Pfanne damit ausstreichen.
- Die Butter in der Pfanne mit Haushaltspapier einreiben. Die restliche Butter wieder entfernen.
- Fettsparende Zubereitungen sind: dünsten, dämpfen, grillieren, im eigenen Saft garen. Dazu kommen Römertopf, Steamer etc.

Gewürze

Mit Gewürzen kann man spielen, Fantasie und Kreativität einbringen. Bei den Gewürzen liegt das Temperaturverhalten zwischen kalt und heiss. Durch das Würzen der Speisen wird das Temperaturverhalten ausgeglichen. Wenn zum Beispiel eine gedämpfte Tomate, die kühl wirkt, mit Pfeffer und Knoblauch, die heiss wirken, abgeschmeckt wird, verändert sich das Temperaturverhalten der Tomate. Sie erscheint neutral bis warm. So kann man die Thermik vieler Gerichte variieren, je nach Kombination und Konzentration. Achtung: Ja nicht die nachstehende Tabelle auswendig lernen! Genauso wenig wie die Wirkung einzelner Nahrungsmittel! Die Mischung machts. Einziges Plus: Warme Kräuter führen dem Körper zusätzliche Energie zu.

Kräuter/Gewürze	Charakter
Agar-Agar	kalt
Basilikum	neutral
Beifuss	warm
Chili	heiss
Dill	neutral
Essig	warm
Estragon	warm
Fenchelsamen	warm
Frühlingszwiebel	warm
Ingwer, frisch	warm
Ingwer, getrocknet	warm/heiss
Kakao	warm
Kardamom	warm
Koriander	warm
Kresse	kühl
Kreuzkümmel	warm
Kümmel	warm
Kurkuma	warm
Liebstöckel	warm
Lorbeer	warm
Majoran	warm

Kräuter/Gewürze	Charakter
Miso	kalt
Mohn	warm
Muskatnuss	warm
Nelken	warm
Oregano	warm
Paprika	heiss
Petersilie	warm
Pfeffer	heiss
Rosmarin	warm
Safran	warm
Salbei	kühl
Salz	kalt
Schnittlauch	warm
Senf	warm
Sojasauce	kalt
Süssholz	warm
Sternanis	warm
Thymian	warm
Vanille	warm
Wacholderbeere	warm
Zimt	warm
Zwiebel	warm

Süssigkeiten

Im Mass genossen, stärken Süssigkeiten – durch den süssen Geschmack – die «Mitte». Wird jedoch zu viel Süsses konsumiert, schwächt dies die «Mitte». Die Empfehlung orientiert sich an Paracelsus: «Die Dosis macht das Gift». Wer ständig Lust auf Süsses empfindet, krankt an einer schwachen «Mitte». Die «Mitte» schreit nach Süssem, um sich kurzfristig zu stärken. Längerfristig nützt die erhöhte Zufuhr nichts, schadet gar.

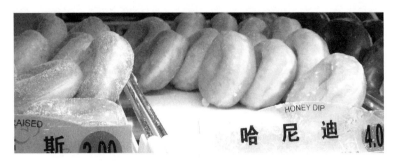

Süsses eignet sich am besten nach dem Essen. Durch die Wärme des vorangegangenen Mahls brennt das Magenfeuer bereits. Es kann die Süssigkeit optimal verarbeiten. Zudem hat Süsses die Funktion, den Magen zu schliessen. Deshalb ist es als Nachtisch zu geniessen! Wird Süsses vor dem Essen konsumiert (auch alle Süssgetränke), schliesst sich der Magen. Die nachfolgenden Speisen können nicht mehr gut verwertet werden.

Gänzlich abzuraten ist von künstlich gesüssten Produkten. Langzeitstudien zu dieser Wirkung fehlen. Gleichwohl lässt sich festhalten, dass sie den Körper irreführen. Sie signalisieren ihm die Zufuhr von Zucker (Geschmack, Geruch), der Verdauungstrakt erhält aber nichts Entsprechendes. Die Folge: Der Körper schreit erneut nach Süssem. Warum? Weil das Hormon Insulin den Zucker aus dem Blut abbaut. Ein tiefer Blutzucker ruft Hungerzeichen hervor – vor allem nach Zucker.

Süssmittel	Charakter
Ahornsirup	kühl
Honig	neutral
Kandiszucker, braun	warm
Kandiszucker, weiss	kühl
Malz	neutral
Marzipan	neutral
Zucker, braun	warm
Zucker, weiss	kühl

Getränke

Tee ist das Getränk, welches am meisten zu empfehlen ist. Starten Sie den Tag mit gesüsstem Ingwertee (Rohrzucker). Das Rezept finden Sie auf Seite 90.

Wenn Wasser oder Mineralwasser getrunken wird, sollte es mindestens Zimmertemperatur aufweisen. Verzichten Sie auf Flaschen aus dem Kühlschrank oder Eiswürfel.

Süssgetränke liefern sehr viel Zucker und Kalorien. Durch ihren süssen Geschmack schwächen sie die «Mitte» stark. Süssgetränke eignen sich nicht für den Alltag. Sie sollten höchstens zu besonderen Anlässen konsumiert werden.

Für Lightgetränke gilt dasselbe wie für künstlich gesüsste Festnahrung, vergleiche Seite 97.

Getränke	Charakter
Apfelsaft	kühl
Brottrunk	kühl
Fruchtsaft	kühl
Gemüsesaft	kühl
Mineralwasser	kalt
Orangensaft	kalt
Traubensaft	neutral

Kaffee

Kaffee besitzt ein warmes Temperaturverhalten, eine entwässernde Funktion und genug Koffein, um Sie für eine Weile wach zu halten. Kaffee sollte mit Mass getrunken werden. Die Empfehlung lautet: maximal zwei bis drei Tassen pro Tag.

Kaffee	Charakter
Getreidekaffee	warm
Kaffee	warm

Tee

Tee besitzt, obwohl er warm getrunken wird, einen kühlen bis warmen Charakter. Tee eignet sich als Getränk für den ganzen Tag. Wichtig ist jedoch, dass man häufig wechselt. Teekräuter sind auch Heilkräuter und haben verschiedene Wirkungen auf den Körper. Darum sollte man nicht über Wochen hinweg dieselbe Sorte trinken.

Tee	Charakter
Eisenkraut (Verveine)	neutral
Fenchel	warm
Frauenmantel	kalt
Früchte	kühl
Grüntee	kühl
Hagebutten	warm
Hibiskus	kühl
Ingwer	warm
Jasmin	neutral
Kamille	neutral
Kräutermischungen	kühl, neutral
Lindenblüten	warm
Löwenzahn	kalt
Malven	kühl
Melisse	kühl
Pfefferminz	kühl
Rooibos	warm
Schafgarben	kalt
Schwarz	neutral
Süssholz	warm
Wermut	kalt
Yogi	warm
Zimtmischungen	warm

Alkohol

Je nach Alkoholgehalt sind die Getränke neutral bis heiss. Die Ausnahme macht das Bier mit einem kühlen Temperaturverhalten. Ansonsten dynamisiert Alkohol das Qi und das Blut, entfacht eine wärmende Wirkung. Alkohol sollte mit Mass genossen werden. Regelmässig ein Glas Rotwein wird von der chinesischen Ernährungslehre allerdings empfohlen: speziell für Personen, die häufig frieren.

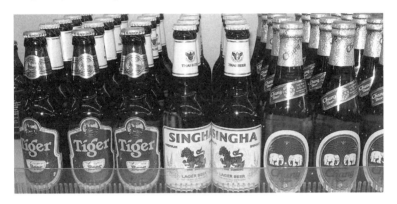

Alkohol	Charakter
Bier	kühl
Bitterlikör	heiss
Champagner	kühl
Cognac	heiss
Glühwein	heiss
Likör	warm
Prosecco	kühl
Reiswein	warm
Rotwein	warm
Schnäpse	heiss
Weisswein	neutral
Whisky	heiss
Wodka	heiss

Geschmack

«Die Weisen lassen sich vom Bauch leiten, nicht von den Augen.» Laotse

In der chinesischen Ernährungslehre gibt es fünf Geschmacksrichtungen:

sauer – bitter – süss – scharf – salzig

Diese gilt es möglichst ausgeglichen zu konsumieren. Verzichten Sie auf Extreme wie ausschliesslich Scharfes, Salziges bzw. Süsses. Der Geschmack spricht unterschiedliche Organe an. Bei übermässiger Bevorzugung einer Geschmacksrichtung entsteht ein Ungleichgewicht. Der Verlauf gewisser Krankheiten (zum Beispiel einer Erkältung) wird durch das Weglassen bestimmter Geschmacksrichtungen begünstigt.

Sauer

Apfel, Aprikose, Zitrone, Essig, Tomate, Orange, Quark, Sauermilch, Ananas, Kiwi, Mango
«Sauer» spricht die Leber und Gallenblase an. Sauer wirkt leicht senkend und zusammenziehend. Dieser Geschmack ist verantwortlich für die Dehnung der

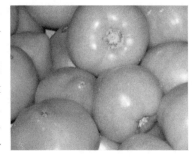

Sehnen. Zu viel Saures kann zu Beschwerden (Steifheit und Krämpfen) führen.

Sauer-kühle Nahrungsmittel erfrischen den Organismus. Sauer zieht nach innen und ist somit förderlich bei einem zerstreuten, unkonzentrierten Geist oder bei einer rastlosen Lebensweise. Der saure Geschmack wirkt kontraindizierend (das heisst verstärkend), etwa bei akuten Erkältungskrankheiten. Solange sich die krank machenden Einflüsse in den äusseren Körperschichten befinden, zieht der saure Geschmack die Krankheitsfaktoren in tiefere Körperschichten. Dadurch verschlechtern sich Krankheitsverlauf und Behandlungserfolg. Greifen Sie bei einer starken Erkältung keinesfalls zu einer «heissen Zitrone»! Die richtige Therapie ist hier der scharfe Geschmack, welcher die Poren öffnet, das Schwitzen anregt und die Oberfläche befreit (mit anderen Worten: Zwiebeln oder Ingwertee anwenden, siehe Seite 79 und 113). Ein Übermass an sauren Lebensmitteln schädigt die Muskulatur, verletzt die Sehnen und ist bei Weichteilrheumatismus und Arthritiden zu vermeiden.

Bitter

Basilikum, Löwenzahn, Petersilie, Kaffee, Schwarztee, Grüntee, Chicorée, Sellerie

«Bitter» spricht das Herz und den Dünndarm an. Bitter senkt, leitet aus und trocknet. Zu viel Bitteres kann trockene Haut erzeugen, im Endeffekt zu Erbrechen und Durchfall führen: zum Beispiel durch einen hohen Kaffeekonsum.

Bitter-kühl leitet nach unten. Es unterstützt die Verdauungs- und Ausscheidungsfunktionen des Organismus. Der bitter-warme Geschmack (in Form von Aperitifs oder Bitterlikören genossen) entfaltet über den Alkohol, besonders aber in Kombination mit der bitteren Geschmacksrichtung, eine verdauungsanregende Wirkung. Zu viel Bitter-Kühlendes wirkt stark abführend und verursacht Durchfall. Ein

Übermass an bitter-warm (Kaffee) trocknet die Haut aus und zerstört die Säfte. Ein in der Praxis häufig auftretendes Phänomen ist die Magen-Hitze, in der westlichen Medizin als Magenschleimhautentzündung bekannt (Gastritis genannt bzw. Ulkus). Verursacht werden diese Zivilisationserscheinungen durch übermässigen Kaffeekonsum, Nikotin und Stress.

Süss

Fenchel, Reis, Hirse, Gerste, Hafer, Weizen, Mais, Rind, Huhn, Ente, Schwein, Hase, Karotten, Kartoffel, Spinat, Kürbis, Birne, Banane, Feige, Zucker

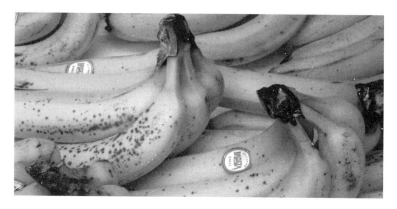

«Süss» spricht die «Mitte», also die Organe Milz und Magen, an. Süss harmonisiert, verlangsamt, verteilt und gleicht aus. Menschen, welche zu viel Süsses naschen, werden träge.

Der süsse Geschmack hat die anregendste Wirkung auf den Körper. Dadurch erklärt sich das heftige Verlangen nach Süssem bei starker körperlicher und seelischer Beanspruchung. Vor allem das Milz-Qi – worüber der Körper Energie aufbaut – wird tonisiert. Der süsse Geschmack hilft, innere Anspannungen zu lösen. Er stabilisiert die innere «Mitte». Ein Übermass an süssen Lebensmitteln indes schädigt das Milz-Qi, erzeugt Feuchtigkeit und Schleim; ein Umstand, der bei längerem Fortbestehen zu Schleimerkrankungen führen kann (zum Beispiel Bronchitis, Sinusitis, chronische Müdigkeit, dumpfes Gefühl im Kopf, Übergewicht, Bindegewebsschwäche).

Scharf

Zwiebel, Zimt, Pfeffer, Ingwer, Knoblauch, Paprika, Chili, Radieschen, Kohlrabi, Rettich

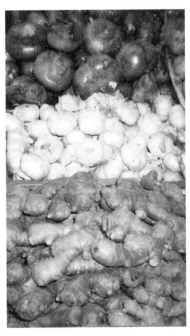

«Scharf» spricht die Lunge und den Dickdarm an. Scharf zerstreut, bringt das Qi in Bewegung und hebt das Qi. Es löst Stagnationen, öffnet die Poren und wirkt schweisstreibend. Menschen, die zu viel Scharfes essen, zerstreuen ihre Energie. Ihre Vitalität verpufft. Sie können sich in der Folge schlecht konzentrieren, leiden unter trockener Haut und brüchigen Fingernägeln, ab und zu unter Muskelbzw. Gefässkrämpfen.

Der scharfe Geschmack stärkt die Lunge, vertreibt äussere Angriffsfaktoren (insbesondere Wind und Kälte). Scharf ist hilfreich im akuten Stadium einer Erkältungskrankheit. Greifen Sie dann zu Ingwertee oder Zwiebeln! Mässig scharfe Nahrungsmittel bilden eine hervorragende Erkältungsprophylaxe. Menschen mit Hitzesymptomatik hingegen sollten den scharfen Geschmack meiden. Ein Übermass an Scharfem erzeugt Hitzesymptome und kann die Haut beeinträchtigen (Trockenheit, Allergien, Jucken).

Salzig

Salz, Sojasause, Auster, Ente, Schwein, Tintenfisch, Krebs, Taube,
Schinken, Wurstwaren, Pommes-Chips

«Salzig» spricht die Niere und die Blase an. Salz kann schmel-
zen, befeuchten, aufweichen. Es wirkt (energetisch gesehen) senkend und schliessend.

Vernünftig angewendet, unterstützen salzige Lebensmittel die
Nierenfunktion, regen die Harn- und Stuhlausscheidung an, lösen
Stauungen und Verhärtungen. Häufig wird zu viel Salz konsumiert.
Ein Übermass an Salz trocknet den Körper, verletzt die Säfte, Blut
und Gefässsystem (Bluthochdruck), verhärtet die Muskeln und schädigt die Knochen. In einer Speise sollten immer verschiedene Geschmäcker enthalten sein. Zu empfehlen sind süss-saure Speisen.
Üben Sie Zurückhaltung bei bitter, scharf und salzig. Wobei auch
hier gilt: Ab und zu, mit Mass und Genuss!

Zubereitungsarten und Rezepte

*«Wenn du eins bist mit dem Weg, wirst du vom Weg
mit Freude aufgenommen.»* Laotse

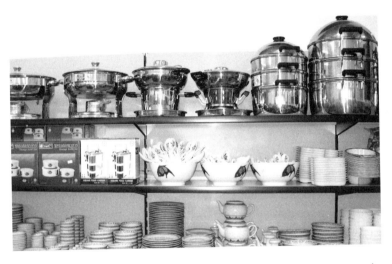

Das Kochen ist ein Spiel mit Feuer und Wasser! Natürlich gewachsene Nahrung bedeutet eine Kostbarkeit der Natur. Entsprechend exklusiv ist die Anschaffung. Die Preise unverfälschter, unbehandelter, natürlich angebauter Produkte nehmen sich um ein Vielfaches teurer aus als die Kosten für exotische Früchte oder überdüngtes Gemüse. Das wichtigste Kriterium aller Nahrungsmittel bildet allerdings die Qualität.

Nahrungsmittel sollten sorgfältig zubereitet und mit Bedacht gegessen werden. Die Energie derjenigen Person, welche die Speisen zubereitet, überträgt sich auf die Nahrung. Wer gerne und mit Liebe kocht, bringt eine positive Energie in die Mahlzeiten ein.

Nachstehend drei wichtige Aspekte, die bei jeder Menüplanung zu berücksichtigen sind:

Für wen koche ich?

1. Koche ich für Kinder, Senioren, Büromenschen oder Bauarbeiter? Kinder und Senioren können schwer aufliegende Speisen schlechter verdauen als körperliche Schwerstarbeiter. Letztere benötigen wesentlich mehr Energie als jemand, der den Tag über vor dem Computer sitzt.

Wo koche ich?

2. Koche ich in einem Land mit heissem oder kaltem Klima? In der Schweiz braucht man mindestens morgens und abends etwas Wärmendes, während im sonnigen Süden eine warme Mahlzeit pro Tag genügt.

Wann koche ich?

3. In welcher Jahreszeit, zu welcher Tageszeit? Die Energie ist in jeder Jahreszeit anders, sie wechselt zum Teil von Stunde zu Stunde. Verschiedene Nahrungsmittel können diese Energie unterstützen oder zerstören.

Die verschiedenen Kochmethoden

Jedes Nahrungsmittel hat einen eigenen Geschmack. Hinzu kommt seine thermische Eigenschaft, der so genannte Charakter. Je nachdem, wie man Nahrungsmittel in die Speise einbaut (und sie zubereitet), kann man die thermische Wirkung verstärken, verändern oder ausgleichen. So führt die Tomate – zusammen mit Mozzarella serviert – dem Körper Kälte zu. Gegrillt oder gedämpft, mit Knoblauch abgeschmeckt, wird dasselbe Gemüse zu einem neutralen bis wärmenden Gericht.

Neutrale Kochmethoden

Neutral ist als Zubereitungsmethode für alle Jahreszeiten geeignet. Dazu gehören:

- Braten in Öl, ohne Deckel
- Kochen im Wasser
- Kochen im Kräutersud/Bouillon
- Steamer

Wärmende Kochmethoden

Diese Zubereitungsmethoden sind im Spätherbst und im Winter sehr geeignet, um Qi sowie Wärme zuzuführen. Kühlende Lebensmittel können neutralisiert oder erwärmt werden. Die Wirkung von wärmenden Nahrungsmitteln lässt sich gezielt verstärken, durch:

- Schmoren mit geschlossenem Deckel, mindestens ein bis zwei Stunden
- Frittieren sehr heiss. Achtung: nicht zu viel Fett und nur Öl verwenden!
- Grillieren (im Sommer nur mit erfrischendem Ausgleich wie Salat sinnvoll)
- Kochen mit Alkohol
- Backen im Ofen
- Rösten
- Verwenden von heissen Gewürzen. Achtung: nicht zu viel!

Erfrischende Kochmethoden

Diese Variante pflegt das Blut und produziert Säfte. Im Sommer und im Herbst (allenfalls auch im Frühling) ist sie gut geeignet. Warme Nahrungsmittel werden neutralisiert, die Wirkung erfrischender Nahrungsmittel verstärkt, konkret durch:

- Dämpfen
- Dünsten
- Ewärmen im Wasserbad.

Ungeeignete Zubereitungsart

Die beliebte und praktische Mikrowelle erweist sich für die moderne Zivilisation als praktisch. Aus Sicht der chinesischen Ernährungslehre ist sie überhaupt nicht zu empfehlen. Die Nahrungsmittel sind durch die Strahlung energetisch tot, liefern dem Körper keine brauchbare Energie mehr. Eine Mahlzeit aus der Mikrowelle entspricht energetisch «keiner Mahlzeit».

Die Konservierungsarten

Empfehlenswerte Konservierungsarten

- Dörren: Das Lebensmittel hat zusätzliche Wärme in sich aufgenommen.
- Einmachen: neutral

Nicht empfehlenswerte Konservierungsart

- Einfrieren!!!

Einfrieren ist eiskalt. Gefrorenes bringt ausserordentlich viel Kälte in den Körper und sollte – wenn immer möglich – vermieden werden. Wenn Sie Gefriergut konsumieren, dann immer in Kombination mit heissen Gewürzen. In der Gastronomie ist das Einfrieren nicht mehr wegzudenken. In unseren Breitengraden wird das Einfrieren als eine schonende Konservierungsart betrachtet: als eine Methode, bei welcher die Vitamine gut erhalten bleiben. Aus chinesischer Sicht dominiert der Kältefaktor. Dieser schädigt die «Mitte» und bringt zu wenig Energie. Vielleicht ist dies mit ein Grund, weshalb sich viele Berufstätige nach einem Lunch im Restaurant schlapp, ja ausgelaugt fühlen.

Die Schnitt-Technik

Wenn ein Gemüse/eine Frucht dünner und kleiner geschnitten wird, wird das Gerüstete schneller gar (durch die kurze Erhitzung nimmt es allerdings weniger Wärme auf). Im Winter sollte man daher eher grössere Stücke schneiden als im Sommer; damit man in der kältesten Jahreszeit mehr Wärme aufnehmen kann. Je nach Zubereitungsart ist eine andere Schnitt-Technik gefragt. Darüber hinaus beeinflusst die Schnittform den Geschmack. Die Dicke bestimmt, in welchem Masse Gewürze und Saucen in das Gargut eindringen können. In der chinesischen Küche wird vieles schräg geschnitten. Idee: Nicht Dekoration, sondern die Balance von Yin und Yang, oben und unten im gleichen Stück. Insgesamt bedeutet dies mehr Harmonie. Das diagonale Schneiden eignet sich für lange Wurzelgemüse wie Karotten oder Kartoffeln, aber auch für Lauch, Zwiebeln, Knoblauch, Zucchetti oder Peperoni.

Grundrezepte

Grundrezept für Gemüse

Das Gemüse unter kaltem Wasser waschen, rüsten und wenn möglich schräg schneiden. Die Pfanne erhitzen und Öl hineingeben. Wenn das Öl genügend heiss ist, geschnittene Zwiebeln, Knoblauch oder Ingwer dazugeben und umrühren. Diese scharfen Gewürze «zerfetzen» das Öl. Dahinter steht folgender Gedanke: Öl beschmiert die Gelenke und nährt die Haut. Ansonsten vermag der Körper das Öl nicht weiterzuverarbeiten, Fettpolster setzen sich an.

Das Gemüse dazugeben und umrühren, etwas Salz darüberstreuen und umrühren – Salz macht weich, zieht den Saft heraus. Etwas Zucker darüberstreuen (ebenso viel wie Salz), umrühren. Zucker befeuchtet und verteilt. Wasser oder Suppenbrühe dazugeben, auf genügend Feuer gar kochen. Nach Belieben eine Frühlingszwiebel (weisser Teil) beifügen, einige Spritzer Wein darüber giessen (zum Ablöschen, rundet das Gericht ab). Mit einer Frühlingszwiebel garnieren: schön für das Auge, verteilt die Energie.

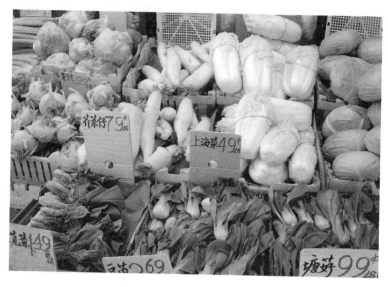

Frühlingszwiebel

Mit «Frühling» hat diese Zwiebel gar nichts zu tun, denn sie ist das ganze Jahr über erhältlich. Frühlingshafte Gefühle sollen sich allerdings nach dem Genuss derselben einstellen, denn die Zwiebel ist neben dem Knoblauch eines der wichtigsten Aphrodisiaka (= erotisch anregendes Mittel). Die Frühlingszwiebel besitzt einen scharfen Geschmack und einen wärmenden Charakter. Sie zeigt gute Wirkung bei Erkältungen, Bauchschmerzen sowie Geschwüren und Ulzerationen. Das Gemüse verfügt über die Eigenschaft, Gefässe freizuschiessen und sauber zu halten.

Grundrezept für Fleisch

Das Fleisch zuerst unter kaltem Wasser waschen – dies führt Energie zu. Danach schneiden, etwas Salz und reichlich Öl dazugeben,

mit der Hand gut mischen und kurz stehen lassen. Besonders zart
wird ein Fleischgericht, wenn ein Eiweiss hinzugefügt wird (helles
Fleisch) oder ein Eigelb (dunkles Fleisch). Achtung: Rindfleisch vorher nicht salzen, es trocknet ansonsten aus.

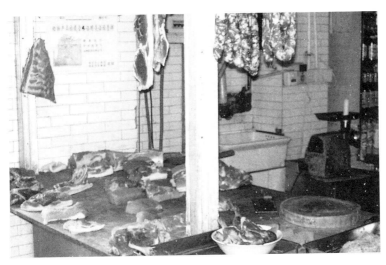

Die Pfanne erhitzen und Öl hinzugeben. Wenn das Öl genügend
heiss ist, geschnittene Zwiebeln, Knoblauch oder Ingwer beimischen
und umrühren. Wie bei der Zubereitung von Gemüse «zerfetzen»
die scharfen Gewürze das Öl. Das Fleisch dazulegen, etwas salzen –
Salz macht weich und zieht den Saft heraus. Zu Salz gehört stets
auch Zucker. Zucker befeuchtet und verteilt. Mit Wein, Suppenbrühe
oder Wasser ablöschen, das Fleisch gar kochen. Nach Belieben garnieren oder mit einer Sauce verfeinern.

Klare Kraftbrühe
Reichlich Wasser in einen grossen Topf giessen. Fleisch und Knochen
waschen, mindestens zwei Stunden köcheln lassen. Fett und Schaum
immer wieder abschöpfen. Nach Belieben Gemüse, Zwiebeln, Frühlingszwiebeln, Ingwer dazugeben. Pilze erst gegen den Schluss bei-

mischen. Mit Salz und Zucker abschmecken, eventuell einem Schuss Weisswein. Nach Lust und Laune garnieren.

Zu Beginn des Essens bereitet die Kraftbrühe den Magen auf das Essen vor. Am Ende des Essens reinigt die Kraftbrühe den Gaumen und macht den Magen klar. Das lange Kochen von Suppen ist wohl die sanfteste Art, dem Körper Yang zuzuführen. So erweisen sich Eintöpfe und Suppen im Winter als wertvolle Kraft- und Stärkungsquellen.

Die Kraftbrühe kann überall dort eingesetzt werden, wo beim Kochen Wasser zum Zug kommt, etwa bei der Zubereitung von Gemüse. Für Leute, die sich nicht direkt mit Fleisch ernähren möchten, bedeuten Kraftbrühen einen guten Ersatz. Die Yang-Energie des Fleisches ist auch in der Brühe enthalten.

Reissuppe
Für 2 Portionen
Wählen Sie Rundkornreis (Milchreis, Risottoreis), auf keinen Fall Vollkornreis. 20–30 g waschen, bis das Wasser klar ist. Mit zirka 5–8 dl Wasser aufkochen , zugedeckt 30–60 Minuten köcheln lassen. Idealer Zeitpunkt: Wenn das Reiskorn aufgeplatzt ist, sich eine reisbreiartige Suppe bildet.

Im Allgemeinen wird die Reissuppe ungewürzt (auch ungesalzen!), als neutrale Suppe gegessen. Allerdings kann man je nach Jahreszeit folgende Zutaten dazugeben: Zimtzucker, Nüsse, Datteln, Dörrobst, Sesam oder Kastanien.

Europäer müssen sich an dieses – nicht sehr geschmacksvolle – Gericht zuerst gewöhnen. Obwohl es sich viele Leute kaum vorstellen können, spürt der Körper die wohltuende Wirkung sofort. Die Reissuppe ist ein sehr empfehlenswertes Frühstück. Sie sollte jeden Morgen frisch aufgesetzt werden. Tipp: Während Sie unter der Dusche stehen oder die Haare richten, köchelt die Brühe vor sich hin.

Porridge

Für 2 Portionen

Etwa 30 g Haferflöckli in zirka 5 dl Wasser aufkochen, zugedeckt ungefähr 10 Minuten köcheln lassen, bis ein Haferbrei entsteht.

Auch Porridge sollte man nicht salzen. Es können jedoch Zutaten wie Äpfel, Zimtzucker, Nüsse, Datteln, Dörrobst usw. dazugegeben werden. Verzichten Sie auf Milch! Sie besitzt einen kühlenden Charakter und senkt die Energie (was insbesondere am Morgen nicht erwünscht ist, da die Energie ja aufsteigen sollte).

Alle warmen Getreidebreie eignen sich zum Frühstück. Auch hier gilt: regelmässig abwechseln. Porridge verkörpert ein ideales Frühstück. Gekochtes Getreide gibt mehr Energie und Wärme ab als kaltes Getreide. Zu letzterem zählt das beliebte Birchermüesli. Dieses bildet mitnichten ein aufbauendes Frühstück. Wenn Sie nicht auf Ihr Müesli verzichten möchten, sollten Sie vorher einen Ingwertee trinken.

Ingwertee

Ingwer war einer der ersten Küchenklassiker aus den Tropen. Im Medizinschrank ist die Wurzel ebenso gut aufgehoben wie in der Küche. Als zuverlässiger «Warm-Upper» fördert sie die Durchblutung, heizt die Verdauung an und wird (nach überbordenden Nächten) als Katermittel eingesetzt. Auch bei Reisekrankheit vollbringt frischer Ingwer Wunder. Sein aspirinähnlicher Inhaltsstoff Gingerol vermag Erkältungen zu lindern. In der Küche verfeinert dieses Gewürz allerlei Gerichte und macht fettige Speisen bekömmlicher.

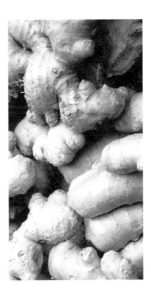

Ingwertee ist der geeignetste Tee am Morgen. Er sollte als Allererstes getrunken werden.

Zubereitung: Die Wurzel waschen, eventuell schälen. Drei bis vier Scheiben dünn geschnittenen frischen Ingwer in eine Tasse geben, Wasser aufkochen und die Scheiben damit überbrühen. Fünf bis zehn Minuten ziehen lassen. Unbedingt mit braunem Zucker süssen (Rohrzucker, $\frac{1}{2}$–1 Teelöffel). Der braune Zucker wirkt auf die «Mitte». Statt Zucker eignet sich auch dunkler Honig. Umrühren und trinken. Je nach Geschmack können auch mehr Scheiben verwendet werden, lässt man diese kürzer oder länger ziehen. Tipp zum Zeitsparen: Den Ingwer von Beginn weg im heissen Wasser mitkochen.

Ingwertee entfacht das Feuer, bringt es zum Brodeln, lässt Wärme nach oben steigen. Der braune Zucker verlangsamt den Prozess und verteilt die Wärme im Körper. Ohne Zucker nützt der Tee nicht viel, macht müde – die Wärme zerstreut sich, verpufft. Ingwer sollte nicht im Kühlschrank aufbewahrt werden, sondern in der Küche oder im Vorratsraum, zum Beispiel in einem offenen Regal. Die Wurzel ist etwa zwei Wochen haltbar. Achtung: Ingwertee wirkt äusserst anregend. Es sollte nicht mehr als eine Tasse pro Tag getrunken werden (immer morgens, keinesfalls auf die Nacht). Im Hochsommer sollten Sie auf Ingwertee verzichten, weil er sich als zu heiss entpuppt. Bei einer Erkältung indes können Sie ruhig zwei bis drei Tassen kosten. Oder im Voraus, wenn Sie realisieren, dass sich Husten und Schnupfen ankündigen. In diesem Fall empfiehlt es sich, den Tee mit weissem Zucker zu süssen. Der weisse Zucker wirkt auf die Lunge. Eine leckere Alternative bildet heller Honig.

Fazit: Essprobleme nehmen ab

Beginnt man seine Gedanken darauf zu konzentrieren, was sich während des Essens im Körper ereignet, ja den parallelen körperlichen und seelischen Vorgängen mehr Beachtung zu schenken, verziehen sich quälende Gedanken (Selbstvorwürfe plötzliche Gelüste oder nagende Hungergefühle). Wir denken freier, fatale Essprobleme nehmen ab.

Sobald unsere Einstellung zur Ernährung lockerer und freier geworden ist, können wir mit kleinen Änderungen beginnen. Bei der schrittweisen Umstellung des Speiseplans stossen wir auf weitere Aspekte, welche unser Gleichgewicht beeinflussen: psychologische Funktionen des Essens (Belohnung, Frust, Ablenkung), ergänzende Elemente (Bewegung, Entspannung) oder den Genuss eines Diners zu zweit!

Krankheiten und «Heilmittel»

«Der Weg ist gross, der Himmel ist gross, die Erde ist gross,
und auch der Mensch ist gross. Dies sind die vier grossen
Kräfte des Universums, und der Mensch ist eine davon.»   Laotse

Gesundheit bedeutet nach den theoretischen Grundlagen der chinesischen Medizin die Harmonie aller körperlichen und geistigen Funktionen. Eine Krankheit entsteht, wenn diese Einheiten nicht im Gleichgewicht sind.

Welche Ursachen führen zu Krankheiten?

- Äussere Einflüsse wie Kälte, Hitze, Wind oder Feuchtigkeit
- Unangepasstes Verhalten (Kleidung nicht der Jahreszeit angemessen)
- Stress, Überarbeitung
- Psychische Probleme, Schicksalsschläge, negative Emotionen
- Zu wenig Schlaf
- Falsche Ernährung

Die sieben Emotionen

- Zorn lässt das Qi aufsteigen und beeinträchtigt die Leber
- Freude verlangsamt den Qi-Fluss und beeinträchtigt das Herz
- Sorge verknotet das Qi und beeinträchtigt die Milz
- Nachdenklichkeit verknotet ebenso das Qui, beeinträchtigt die Milz

- Traurigkeit zersetzt das Qi und beeinträchtigt die Lunge
- Angst lässt das Qi absteigen und beeinträchtigt die Niere
- Ein Schock zerstreut das Qi, beeinträchtigt Niere und Herz

Übergewicht

Bei Übergewicht ist die «Mitte» schwach geworden. Sie kann die Nahrung nicht richtig verarbeiten. Durch die angeschlagene «Mitte» erlöscht das Feuer zusehends. Mit der Zeit ist die «Mitte» nicht mehr in der Lage, Nahrung in Qi umzuwandeln. Das Essen bleibt liegen, es bildet sich Feuchtigkeit, mit der Zeit sogar Schleim. Der Körper wird träge und müde. Übergewicht steht aus Sicht der chinesischen Medizin für eine Verschleimung des Körpers, als Symbol für die Schwächung der «Mitte».

Wie entsteht Übergewicht?
- Ständiges Überessen belastet die «Mitte».
- Zu viel Kaltes (Essen und Getränke) löscht das Feuer.
- Zu viel Süsses schädigt die «Mitte».
- Zu viel Fettiges schwächt die «Mitte».

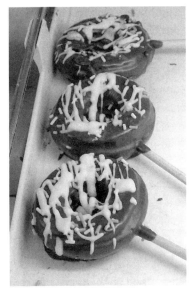

Wie kann man Übergewicht vorbeugen?
- Vernünftige Mengen essen, nicht zu viel (den Magen keinesfalls überfordern).
- Drei Mal täglich ausgewogene, warme Mahlzeiten zu sich nehmen (möglichst re-

gelmässig, um die gleiche Zeit). Vor einer Mahlzeit sollte keine
Rohkost konsumiert werden. Wenn Sie Salat wählen, dann nach
dem warmen Hauptgang.

- Warme (oder zimmertemperaturwarme) Getränke wählen. Vor
und während des Essens nicht zu viel trinken.
- Zurückhaltung gegenüber Süssigkeiten. Erst nach dem Essen na-
schen. Der Magen schliesst sich. Dadurch kann die Wärme der
vorausgegangenen Speisen gut verarbeitet werden.
- Fettiges (wie Wurstwaren, Chips, Nüsse, Süssigkeiten, Käse, Ge-
bäck, Öl, Butter) nicht im Übermass verzehren.
- Ein Teller sollte etwa so aussehen: ⅓ Gemüse, ⅓ Stärkebeilagen
(Kartoffeln, Reis, Teigwaren, Getreide) und ⅓ Eiweissbeilagen
(Fleisch, Fisch, Eier, Käse, Soja, Hülsenfrüchte).
- Als Ausgleich: Bewegung, Bewegung, Bewegung! Regelmässig
Sport mit Spass.

Diäten

Es gibt Tausende von Diäten. Jede verspricht Unmögliches, auch Ge-
fährliches! Der Schlankheitswahn boomt. Mit der Aussicht auf die
Idealfigur lässt sich gut Geld verdienen. Im Januar, nach den Festta-
gen, im Frühjahr (wenn es Richtung Bikinizeit geht) haben sie Hoch-
konjunktur, die Crashdiäten! Sie versprechen viel, halten nichts. Im
Endeffekt machen sie dick und unglücklich.

Diät halten ist Essen nach Plan, kontrolliert, eingeschränkt, be-
gleitet vom ständig erhobenen Zeigefinger. Qual statt Wahl, eine
happige Tortur, diktiert vom unablässigen «Ans-Essen-Denken». Lust
wird abgewehrt, Appetit boykottiert. Diät halten heisst hungern (oder
Verköstigung mit Frust). Dies sei deutlich gesagt: Radikalkuren sind
heikel, unnütz, krank machend.

Selbst wenn Sie zunächst abnehmen (meist nur Wasserverlust),
halten Sie das neue Gewicht häufig nicht. Am Schluss wird oft das
Ausgangsgewicht überschritten. Wir sind viel zu stark auf die Waage

fixiert. Wollen das Wunschgewicht um jeden Preis erreichen. Aber was nützt es, zehn Kilo leichter zu sein, sich aber mitnichten wohl zu fühlen? Keine Kraft für Sport zu haben, nicht mehr fit, dafür dauernd gereizt zu sein? Im Wesentlichen ist eine langfristige Ernährungsumstellung anzustreben: so, dass es für jeden von uns stimmt. Diäten führen nie und nimmer ans Ziel!

Jo-Jo-Effekt

Der Jo-Jo-Effekt sorgt dafür, dass man mit Diäten zunächst schlank, kurz darauf wieder dick wird. Am Ende aber immer dicker. Der Körper schaltet auf Sparflamme, lagert Fettreserven ein. Auf und nieder geht sie, immer wieder, die Gewichtsanzeige.

Bei Diäten, vor allem bei strengen Regimes, boykottiert der Körper dieses Vorhaben. Er spart Kraft, um das Überleben zu sichern. Er schraubt seinen Kalorienverbrauch herunter, nutzt umgekehrt die Nahrung intensiver. Schliesslich ist der Körper ja flexibel! Zur Not kann er mit sehr wenig Energie auskommen. Nach Abbruch der Diät isst der Mensch oft wieder «normal». Sein Organismus läuft aber immer noch auf Sparflamme: er verwertet die Nahrung weiterhin intensiv, baut sogar Gewicht auf (siehe oben).

Was passiert während einer Diät? Durch eine zu tiefe Kalorienzufuhr wird der Grundumsatz reduziert. Als «Grundumsatz» bezeichnet man diejenige Energie, welche ein Mensch bei völliger Ruhe im Liegen, zwölf Stunden nach der letzten Nahrungsaufnahme, bei einer Raumtemperatur von 20 °C verbraucht. Die Menge ist individuell und hängt von folgenden Faktoren ab:

- Geschlecht: Männer haben tendenziell einen höheren Grundumsatz als Frauen.
- Alter: Im Alter sinkt der Grundumsatz aufgrund verlangsamter Stoffwechselvorgänge.
- Körperzusammensetzung: Grösse, Gewicht, Fett, Muskelmasse
- Physische Einflüsse: Krankheit, Hormonhaushalt

- Psychische Einflüsse: Stress, Depressionen
- Pharmakologische Einflüsse: Nikotin, Koffein
- Klima (bei Kälte und grosser Hitze verbrauchen wir mehr Energie).

Wird der Grundumsatz durch eine Diät reduziert, stagniert er auf tiefem Niveau, auch wenn Sie anschliessend wieder normal essen. Ein Beispiel: Eine Person mit einem Grundumsatz von 1200 Kalorien unterwirft sich einer längeren Zeit einem Regime von 800 Kalorien pro Tag. Der Grundumsatz sinkt dadurch auf 800 Kalorien. Danach isst sie wieder wie vorher, 1200 Kalorien. Die Differenz, um welche der Grundumsatz gesunken ist, nimmt die Person jetzt «zu viel» zu sich, in diesem Fall 400 Kalorien. Dieser Umstand führt dazu, dass man nach einer Diät zumeist schwerer wird. Auffangen lässt sich der Teufelskreis durch Bewegung. Sie erhöht den Aktivitäts- und Gesamtenergieumsatz.

Nicht nur der Körper, auch die Psyche nimmt auf Dauer Schaden. Kein Wunder, wenn die natürlichen Regelsysteme durcheinander geschüttelt werden. Eine der häufigsten Folgeerscheinungen des Diätwahns sind – nebst dem Jo-Jo-Effekt – neurologische Fixierungen, Stimmungsschwankungen oder ständige Niedergeschlagenheit.

Idealgewicht

Mit dem Idealgewicht ist ein Instrument geschaffen worden, welches alle Menschen in ein Schema presst. Es wurde für viele zum Diktat, zur unerreichbaren Zielvorgabe. Je öfter Diäten durchgeführt werden, desto grösser die Gefahr, den Körper durcheinander zu bringen. Er, der von Natur aus bestrebt ist, sein Gewicht konstant zu halten. Und möchte, dass man sich in ihm wohl fühlt! Neuere Theorien sprechen denn auch vom «Wohlfühlgewicht», welches ruhig vier bis fünf Kilo höher liegen darf.

Ziel der modernen Ernährungsaufklärung ist bewusste Ernährung, sprich kontrolliertes Essen. Mit solchen Massnahmen soll das

Volk rank und schlank werden. Die Erfahrungen der letzten Jahrzehnte zeigen jedoch, dass exakt das Gegenteil der Fall ist! Wer sich ständig, scheinbar «bewusst» mit seiner Ernährung auseinander setzt, wird unablässig versucht sein, Kalorien zu sparen, Mahlzeiten auszulassen, auf Lieblingsspeisen zu verzichten etc. Er muss nicht nur mit gesundheitlichen Folgen rechnen. Auch soziale Kontakte (Essen in Gesellschaft) werden durch den «Zwang zum Idealen» vereitelt.

Die Menschen verleugnen nicht nur primäre Bedürfnisse. Sie trauen ihrem Appetit, der natürlichen Sättigungsregulation nicht mehr. Stattdessen überlegen und rechnen sie. Wird die selbst auferlegte Grenze einmal überschritten, ist man «schwach» geworden, kippt die Disziplin: Viele essen dann hemmungslos, oft mehr als zum Satt-/ Zufriedenwerden notwendig wäre. Nicht selten münden diese Hunger- und Fressattacken in psychosomatische Krankheiten (Bulimie, Anorexia nervosa) oder den Missbrauch von Abführmitteln.

Das Leid mit den Light-Produkten

Das Leben ist leichter geworden mit Light-Butter, Light-Wurst, Light-Cola, Light-Zigaretten, Light-Bier und Light-Katzenfutter. Es gibt kaum ein Markenprodukt, das in den letzten Jahren nicht auch als «Light»-Variante lanciert worden wäre. Die Kundschaft langt kräftig zu. Schliesslich vermitteln die «Kalorienverminderten» den Eindruck, man könne ungehemmt geniessen und trotzdem die Figur halten. Sättigung, Geschmack oder Bekömmlichkeit werden geschickt ausgeblendet!

Können Light-Produkte schlank machen? Dass dem nicht so ist, weiss praktisch jeder, der über längere Zeit versucht hat, mit Light-Produkten abzunehmen. Man verliert auf die Dauer kein einziges Gramm. Bestenfalls bleibt man so, wie man vorher war. Irgendwie weiss der Körper, dass die «Leichten» ihm Energie vorenthalten. Er wehrt sich gegen diesen Betrug. Trotz den «Légère-Produkten» waren die Menschen noch nie so schwer wie heute. Vielleicht auch, weil nach dem unbefriedigenden Genuss eines 0,2%, Fett-Joghurts noch etwas anderes her muss... mindestens ein zweiter oder dritter Becher dieses «Schlankmachers»!

Das Prinzip ist denkbar einfach: raus mit dem Zucker und Fett, rein mit Süssstoff, Fettersatz oder Wasser. Das spart mächtig Kalorien. Das Endresultat «frisieren» die Hersteller mit Geschmacksstoffen und «Mundgefühlregulatoren» so zu Recht, dass wir den Unterschied zum Original nahezu nicht realisieren. Das Ganze noch mit etwas Farbstoff, Aroma und Konservierungsmittel aufgepeppt – fertig ist das Light-Produkt.

Sobald wir Süsses auf der Zunge wahrnehmen, reagiert die Bauchspeicheldrüse. Sie weiss, dass der Blutzucker schnell ansteigen wird und schüttet vorsorglich Insulin aus (das der Körper zur Zuckerverarbeitung benötigt). Isst man etwas Süssstoff-Süsses, laufen dieselben Mechanismen ab. Der Körper erwartet Zucker – und wird im Stich gelassen. Er hat reflexartig bereits eine Portion Insulin bereitgestellt, das jetzt «nutzlos» im Blutstrom treibt. Bevor es zerfällt, verarbeitet es einen Teil des stets vorhandenen Blutzuckers. Wenn aus der Nahrung kein Zucker nachgeliefert wird, sinkt der Blutzuckerspiegel. Ein zu niedriger Blutzuckerspiegel ist für den Körper jedoch gefährlich – deshalb signalisiert er Hunger. Dieser wird dann meistens mit Zucker-Süssem gestillt.

Mit Süssstoffen erreicht man im Endeffekt genau das Gegenteil. Statt Zucker-Kalorien zu sparen, wird der «Gluscht» angeheizt. Die Folge: der unvermeidliche Griff zum Ersehnten, der zuckerhaltigen Kalorienbombe!

Tipps zum Abnehmen
- Realistische Ziele setzen, maximal ein bis zwei Kilo pro Monat (je nach Ausgangsgewicht).

- Sich in Geduld üben, Übergewicht ist nicht von heute auf morgen entstanden, es schmilzt auch nicht innert Tagen.
- Keine Verbote setzen, Hände weg von Radikal- oder Hungerkuren. Wunderdiäten keinen Glauben schenken
- Ziel: eine langfristige Ernährungsumstellung, keine schnelle Diät.
- Drei Mal täglich regelmässig warm essen.
- Warm trinken.
- Mengen leicht reduzieren, nur noch 1 Mal schöpfen und danach (bei echtem Hunger) noch Gemüse, Salat oder eine Frucht geniessen.
- Auswärts, bei Einladungen: selber schöpfen, den zweiten Service freundlich ablehnen.
- Sich Zeit nehmen zum Essen. Hinsetzen, Besteck zwischendurch ablegen, langsam kauen. Kein unkontrolliertes «Nebenbei»- oder «Zwischendurch»-Futtern.
- Möglichst viel Bewegung im Alltag (Treppen steigen, zu Fuss gehen, Velo fahren).
- Vorsicht bei Fettigem und Süssigkeiten! Tipp: Zettel an den Kühlschrank: Wie viel heute wann genascht wird.
- Stress, Kummer oder Langeweile nicht mit Essen kompensieren. Alternativen: heisses Bad, spannender Krimi, Telefon mit der besten Freundin.
- Sich nicht auf das Idealgewicht fixieren, Gefühle und Signale des Körpers beachten. Sich maximal 1 Mal pro Woche auf die Waage stellen (immer zur selben Tageszeit, auf die gleiche Waage).
- Sich bei Bedarf von einer Fachperson unterstützen lassen.

Es ist wichtig, dass die «Mitte», die geschwächt wurde, wieder aufgebaut wird. Dies geschieht durch warme Ernährung. Heizen Sie dem Körper richtig ein! Idee: Verdampfen der Feuchtigkeit, des entstandenen Schleims.

Essensgewohnheiten sitzen meist tief, lassen sich nicht auf die Schnelle ändern. Deshalb braucht es Geduld. Die Umstellung sollte stufenweise erfolgen. Wenn man sich übernimmt, kann dies dazu führen, dass plötzlich gar nichts mehr geht (weil man sich einem zu starken Druck ausgesetzt hat, zu vieles erreichen wollte). Aus Frust wird die Übung abgebrochen. Unser Rat: wenig ändern, langsam, aber stetig!

Hausrezepte der altchinesischen Ernährungslehre

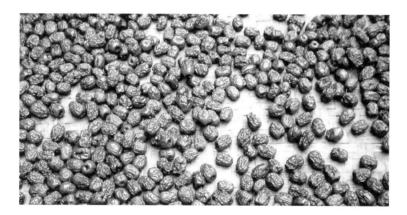

Appetitlosigkeit

- Ingwertee mit braunem Zucker (am Morgen, als Erstes trinken).
- 30 g getrocknetes Ingwerpulver mit 50 g Waldhonig mischen, 1 EL in heissem Wasser auflösen, ebenfalls zum Frühstück einnehmen.

Bauchschmerzen

- Ingwer-Zwiebel-Tee: frischen Ingwer und Frühlingszwiebel (weisser Teil) in einer Tasse mit heissem Wasser übergiessen. Mit braunem Zucker oder dunklem Honig süssen, anschliessend trinken.

- Frischen Ingwer und Frühlingszwiebel (weisser Teil) klein schneiden und mit heissem Reiswein zu einer Paste verarbeiten. Auf bzw. um den Bauchnabel streichen.
- 12 g Salz in einer Bratpfanne erhitzen, 60 g Frühlingszwiebeln (weisser Teil mit Bart) klein geschnitten dazugeben, wärmen bis es duftet. Masse in ein dünnes Tuch oder Taschentuch einwickeln und damit den Bauchnabel im Liegen umkreisen. Rest auf den Bauchnabel legen.

Blähungen
- Ganz wichtig: warm essen und trinken.
- Fenchelsamen oder Kümmel über das Essen streuen.
- Ingwertee mit braunem Zucker oder dunklem Honig trinken.

Blasenentzündung
- Wichtig sind warme Füsse.
- 15 g Süssholz mit etwa 2–3 dl Wasser 15 Minuten kochen, absieben, 3 EL Balsamico-Essig dazuschütten. Alles auf einmal trinken, 3 Mal täglich wiederholen, Anwendung: zwei bis drei Tage.

Blasenprobleme (Drang zum plötzlichen Wasserlassen oder Schwierigkeit, Wasser zu lassen)
- 12 g Salz in einer Bratpfanne erhitzen, 60 g Frühlingszwiebeln (weisser Teil mit Bart) klein geschnitten dazugeben, wärmen bis es duftet. Masse in ein dünnes Tuch oder Taschentuch einwickeln, damit den Bauchnabel umkreisen. Rest auf den Bauchnabel legen.

Blut bildend
- Randen, Rotkraut, Hühnerfleisch, Rotwein, Traubensaft, rote Trauben, rote Datteln

Durchfall

* Achtung: Nicht jeder Durchfall sollte gestoppt werden, auf keinen Fall, wenn man etwas Verdorbenes gegessen hat, Negatives ausgeschieden wird.
* Eine Scheibe Ingwer in den Mund nehmen, stoppt den «Dünnpfiff».
* Schwarztee mit 2–3 Ingwerscheiben 10 Minuten ziehen lassen, dunklen Honig oder Zucker dazugeben und trinken.

Erbrechen

* Ingwertee mit braunem Zucker trinken.
* Die Haut vier Querfinger breit unter der inneren Handgelenksfalte mit frischem Ingwer einreiben. Ingwerscheiben oder Ingwer auspressen (zum Beispiel mit einer Knoblauchpresse) oder raffeln und in einem Glas aufbewahren.

Erkältung

* Frischen Ingwer in 2–3 dünne Scheiben schneiden und mit Frühlingszwiebel (weisser Teil mit Bart) in zirka 5 dl Wasser aufkochen, 5–10 Minuten köcheln lassen, absieben und mit 1 TL braunem Zucker süssen. Täglich zwei bis drei Tassen trinken. Frühzeitig anwenden: Sobald Sie merken, dass sich eine Erkältung bemerkbar macht.

Erkältung mit Fieber

* Grüntee und Pfefferminztee im Verhältnis 2 : 1 mit 2–3 dl Wasser übergiessen, 1 Scheibe Ingwer und 1 TL weissen Zucker dazugeben. Zwei bis drei Mal täglich trinken.

Herpes (Lippen oder Geschlechtsteile)

* Zirka 30 g Süssholz mit 3–5 dl Wasser mindestens 15 Minuten köcheln lassen, absieben und das Süssholzwasser ein-

streichen. Die Flüssigkeit kann mehrere Tage aufbewahrt werden. Die betroffenen Stellen mit einem Ohrenstäbchen mehrmals täglich betupfen.

Juckreiz am ganzen Körper

- Reiswein aufwärmen, Honig dazugeben, mischen und trinken.
- Zirka 30 g Süssholz mit 3–5 dl Wasser vermengen, mindestens 15 Minuten köcheln lassen, absieben und das Süssholzwasser einstreichen. Die Flüssigkeit kann mehrere Tage aufbewahrt werden.

Juckreiz nach Insektenstich

- Sojasauce einreiben.
- Zirka 30 g Süssholz mit 3–5 dl Wasser vermengen, mindestens 15 Minuten köcheln lassen, absieben und das Süssholzwasser einstreichen. Die Flüssigkeit kann mehrere Tage aufbewahrt werden.
- Salz aufstreuen und einwirken lassen.

Kopfschmerzen

- Schwarztee mit 2–3 Scheiben Ingwer, 1 TL weissem Zucker, 2 Prisen Salz und etwas Zitronensaft vermengen, zirka 10 Minuten ziehen lassen. Bei Bedarf wiederholen, zwei bis drei Tassen pro Tag trinken.

Menstruationsbeschwerden

- 1 Glas Rotwein
- 2–3 Tassen Ingwertee mit braunem Zucker
- Mischungen aus Zimttee (mit einem Anteil anderer, zum Beispiel typischer Weihnachtsgewürze)
- 1 rohes Ei in 1 Tasse heisses Wasser geben, mit braunem Zucker abschmecken
- Wärmeflasche auf den Bauch legen.

Reisekrankheit

- Die Haut vier Querfinger breit unter der inneren Handgelenksfalte mit frischem Ingwer einreiben. Ingwerscheiben oder Ingwer auspressen (zum Beispiel mit einer Knoblauchpresse) oder raffeln und in einem Glas aufbewahren. Immer griffbereit haben: im Auto, Schiff oder Flugzeug.
- Ingwertee mit braunem Zucker, ein bis zwei Tassen trinken.

Schluckauf

- 2 EL Essig, 1 TL braunen Zucker in heissem Wasser auflösen und trinken.

Schwindel

- 1 dl heisses Wasser, 2 TL Honig, 1 Prise Salz mischen und trinken. Bei Bedarf mehrmals wiederholen.

Übelkeit

- Ingwertee mit 1 TL braunem Zucker 10 Minuten ziehen lassen, absieben. Bei Bedarf zwei bis drei Tassen pro Tag trinken.
- Die Haut vier Querfinger breit unter der inneren Handgelenksfalte mit frischem Ingwer einreiben. Ingwerscheiben oder Ingwer auspressen (zum Beispiel mit einer Knoblauchpresse) oder raffeln und in einem Glas aufbewahren.

Verstopfung

- 30–40 g Frühlingszwiebel (weisser Teil mit Bart) in 0,75 l Wasser kochen und auf 0,25 l reduzieren lassen, absieben, 1 TL Sesamöl oder Leinsamenöl dazugeben und trinken.

Bei länger anhaltenden Beschwerden oder zusätzlichen Begleiterscheinungen ist unverzüglich eine Fachperson zu konsultieren.

Häufige Fragen

«Es kann ein Gewinn sein, wenn man etwas aufgibt, und es
kann ein Verlust sein, wenn man etwas dazugewinnt.»   Laotse

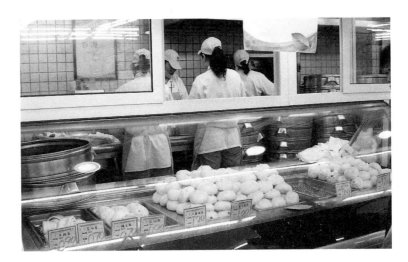

Was ist das Wichtigste in der Ernährung?

Es ist wichtig, regelmässig zu essen. Frühstück, Mittagessen und Abendessen wenn möglich immer zur selben Zeit einnehmen, nach Bedarf auch die Zwischenmahlzeiten. Die Speisen sollten abwechslungsreich und *warm* sein. Ein gesunder Mensch hat ein angenehm warmes Körperempfinden. Wer häufig kalt isst, friert und fühlt sich weniger vital. Durch Kälte entstehen viele Krankheiten. Weiter sollte man Freude am Essen verspüren, sich in seinem Körper wohl fühlen.

Darf ich alles essen, oder muss ich Diät halten?

Ein gesunder Mensch darf alles essen. Radikale Diäten sind in keinem Fall zu empfehlen. Ziel ist es, die Ernährung individuell auf jede Person anzupassen, sodass sie passt wie ein massgeschneiderter Anzug.

Soll der Salat vorher oder hinterher gegessen werden?

Salat sollte nach einer warmen Mahlzeit, gegessen werden (wie es früher in Privathaushalten üblich war). Wird er vorher konsumiert, reduziert sich das «Magenfeuer». Es erlischt, der Körper bekundet Mühe, die Nahrung gut zu verarbeiten. Faustregel: Die ersten zehn Bissen einer Mahlzeit müssen warm sein!

Soll jeder Mensch zwei Liter pro Tag trinken?

Die zwei Liter, welche vielerorts empfohlen werden, gelten nicht für alle Menschen. Die Trinkmenge ist individuell. Sie hängt von der Tätigkeit, der Jahreszeit und dem Alter ab. Es ist wichtig, dass man regelmässig trinkt, über den Tag verteilt. Prüfstein: die Farbe des Urins. Im Idealfall weist er einen hellgelben Ton auf. Im Alter nimmt das Durstgefühl ab, darum vermehrt auf die Trinkmenge achten!

Kann die Ernährung Krankheiten vorbeugen oder gar eine Heilung unterstützen?

Richtige Ernährung kann Krankheiten vorbeugen. Sie unterstützt zusätzlich die Genesung, unser Wohlbefinden. Insgesamt stärkt sie die Lebensenergie. Leider wird der Ernährung häufig zu wenig Aufmerksamkeit geschenkt, dabei ist sie das A und O für unsere Gesundheit.

Brauche ich Vitamin- und Mineralstoff-Zusatzpräparate?

Vitamin- und Mineralstoff-Zusatzpräparate sind bei einer ausgewogenen Ernährung nicht nötig. Sollte die Zufuhr durch die Ernährung reduziert sein (oder der Bedarf an diesen Stoffen vorübergehend erhöht), kann der Einsatz von Pulver und Tabletten Sinn machen. Diese Mittel ersetzen indes nicht eine gesunde Ernährung. Auf Einzelpräparate sollte verzichtet werden, da sie ein Ungleichgewicht im Körper hervorrufen. Vitamine und Mineralstoffe wirken oft nur kombiniert. Deshalb: Wenn schon zu Nahrungsergänzung greifen, dann nur zu Kombipräparaten. Auch für diese gilt: zeitlich begrenzt, richtig dosiert!

Ist Alkohol verboten?

Alkohol ist die Droge Nummer eins in der Schweiz und sollte mässig konsumiert werden. Gegen ein Glas Rotwein pro Tag spricht nichts, im Gegenteil! Ein guter Tropfen zeigt positive Wirkungen und einen wärmenden Effekt. Wegen der Suchtgefahr werden zwei alkoholfreie Tage pro Woche empfohlen.

Spürt mein Körper, was er braucht?

Unser Körper ist ein Geschenk der Natur. Wir sollten ihn auch so behandeln. Er spürt ganz genau, was er braucht und was nicht. Bei Kindern ist dieser Sinn meistens ausgeprägter als bei Erwachsenen. Durch einseitige Ernährung und äussere Einflüsse kann das Körpergefühl zusätzlich gestört werden.

Der Mensch ist, was er isst. Stimmt diese Redewendung?

Die Aussage ist absolut zutreffend. Das, was wir einnehmen, spiegelt sich in unserem Körper wider. Ein gut ernährter Mensch besitzt eine vitale Ausstrahlung. Essen wir regelmässig warm, fühlt sich unser Körper warm und geschmeidig an.

Auch der Geist wird belebt. Durch Kälte indes wird der Mensch kalt, steif und unbeweglich – im Körper wie im Geist.

Wie kommt es zu einem Bierbauch?

Bier ist das einzige kalte alkoholische Getränk. Wird viel Bier getrunken – speziell vor dem Essen – erlischt das Magenfeuer. Die «Mitte» ist geschwächt, sie kann die Nahrung nicht mehr richtig verarbeiten. Dadurch entsteht die störende Rundung, durch die Kälte! Zudem ist der Energiegehalt des Alkohols nicht zu unterschätzen. Eine Stange Bier liefert zirka 120 Kalorien. Eventuell spielen weitere Faktoren bei der Bildung des störenden «Vorbaus» hinein (Vererbung, mangelnde Bewegung, Extras wie Salzstangen oder -nüsschen).

Wieso ist das Frühstück so wichtig?

Das Frühstück – da sind sich für einmal alle Ernährungstheorien einig – ist die wichtigste Mahlzeit. Der Körper braucht am Morgen Kraft, um zu erwachen und seine Energie zu steigern. Wer nicht frühstückt, kann seine Energie niemals voll nutzen. Er wird nie auf die gleiche Höhe kommen wie jemand, der sich richtig gestärkt hat. Es ist bekannt, dass Konzentration und Aufnahmefähigkeit bei Energiemangel leiden. In der chinesischen Medizin besitzt jedes Organ seine Hauptzeit. Für den Magen liegt diese zwischen 7 und 9 Uhr morgens; es ist die Zeit, wo er am besten funktioniert (und die Nahrung optimal verarbeitet). Am schlechtesten funktioniert der Magen zwischen 19 und 21 Uhr. Daher rührt die Theorie, nicht zu spät das Abendessen einzunehmen, möglichst vor 19 Uhr. Frühstücken ist eine Gewohnheitssache: darum rasch umgewöhnen (oder spätestens am Arbeitsplatz eine Zwischenmahlzeit zu sich nehmen). Auf gar keinen Fall bis zum Mittag warten, mit knurrendem Magen…

Wieso soll am Abend nicht zu spät gegessen werden?

Am Abend nimmt die Energie im Körper langsam ab, somit auch die Kapazität für die Verdauung. Der Körper bereitet sich auf die Ruhephase vor, möchte sich entspannen, seine Tätigkeit reduzieren. Wer zu spät isst, zwingt seinen Körper, auch über die Nacht zu arbeiten. Er muss sich nicht wundern, wenn er sich morgens nicht erholt fühlt. Zwei bis drei Stunden vor dem Schlafen sollte nichts mehr gegessen werden. Die ideale Zeit wäre vor 19 Uhr abends.

Wie steht es mit Rohkost am Abend?

Rohkost wie Salat, ungekochtes Gemüse und Früchte sollten abends nicht mehr (oder nur in kleinen Mengen) gegessen werden. Da die Verdauung abends weniger gut funktioniert als am Mittag, eignet sich Rohkost eher für den Lunch. Abends ist die Energie schwächer, Rohkost wird schlechter verarbeitet. Es kommt vor, dass Rohkost zu Blähungen, Bauchschmerzen und Unwohlsein führt. In diesem Fall gilt: nichts Ungekochtes mehr nach 17 Uhr.

Soll im Verlauf des Abends noch getrunken werden?

Hier gilt das Gleiche wie beim Essen. Ideal wäre es, zwei bis drei Stunden vor dem Zubettgehen nicht mehr zu trinken. Der Gute-Nacht-Tee ist deshalb kein guter Ratschlag. Es sollte auf keinen Fall so sein, dass Sie nachts aufstehen müssen, um die Toilette aufzusuchen. Dadurch wird der Schlaf gestört, der Körper kann sich schlechter erholen.

Frisches Gemüse oder Tiefkühlkost?

Tiefkühlkost wird in der chinesischen Ernährungslehre als energetisch tot angesehen. Das Einfrieren birgt viele Vorteile (Haltbarkeit, Vitamine schonen, praktische Handhabe, rasche

Zubereitung). Leider sind die tiefgekühlten Nahrungsmittel aber alle extrem kalt. Sie können auch nach dem Kochprozess nicht mehr genügend Wärme liefern. Sie reduzieren das Magenfeuer und liefern dem Körper nur wenig Qi. Das Tiefkühlen ist eine moderne Haltbarkeitsmethode. Es verläuft zeitlich parallel mit der starken Zunahme von Übergewicht.

Soll zu allen Jahreszeiten gleich gegessen werden?

Das Essverhalten und die Wahl der Nahrungsmittel sollten den Jahreszeiten angepasst werden. Der Magen vollzieht den Rhythmus der Natur in seinem Inneren mit. Im Frühling/Sommer – also in der warmen Jahreszeit – können Sie mehr erfrischende Sachen geniessen. Im Herbst/Winter ist die Wärme umso wichtiger, da das Klima rau und kalt ist. Gemäss dem Prinzip: je kälter die Temperatur draussen, desto wärmer das Essen. Je wärmer die Temperatur draussen, desto kühler das Essen. Auf übermässig Kaltes und Eisgefrorenes dürfen Sie allerdings gerne verzichten!

Tee, Tee, Tee?

Wenn Sie viel Tee trinken, ist es wichtig, dass Sie die Teesorten variieren. Tee ist ebenso ein Kraut wie ein Heilmittel, darum empfiehlt es sich wechselnde Mischungen aufzubrühen. Geeignete Sorten sind Lindenblüten, Rooibos, Hagebutten, Zimtmischungen, Jasmin oder Eisenkraut. Pfefferminz. Grüntee und Früchtetees nur an warmen Tagen konsumieren!

Wie geeignet ist Grüntee wirklich?

Grüntee ist ein Trendsetter. Er boomt und wird als «Wohlfühlgetränk» für alle Tage angepriesen. Grüntee wird in über 100 Sorten in China, Indien und Japan angebaut. Der beste stammt aus Japan und heisst Gyokuro, was wörtlich «edler Tropfen» bedeutet. Der Tee ist sehr geeignet in warmen Gegenden, aber nicht bei uns (in unserem kalten Klima). Wie bereits erwähnt, eignet er sich nur an warmen Sommertagen, da er einen kühlenden Charakter aufweist – keineswegs jedoch im Herbst oder Winter.

Vegetarier oder Fleischesser?

Fleisch gibt Kraft und zeigt in der Regel ein warmes, ausgewogenes Temperaturverhalten. Es kräftigt das Yang, befeuchtet das Yin. Durch kein Nahrungsmittel wird das Qi so gut ergänzt wie durch Fleisch. In der chinesischen Ernährungslehre wird eine rein vegetarische Ernährung nicht empfohlen (weil durch das Weglassen von Fleisch eine wichtige Energiequelle fehlt). Beim Kauf von Fleisch ist auf eine gute Qualität zu achten. Wem es schwer fällt, Fleisch zuzubereiten, kann auf Suppen ausweichen. Fleischsuppen, in denen wirklich Fleisch ausgekocht wurde, liefern einen Teil der notwendigen Fleisch-Energie.

Vollkornprodukte ja oder nein?

Vollkornprodukte sind in der westlichen Ernährungslehre den Weissmehlprodukten vorzuziehen. Auch in der chinesischen Ernährungslehre gelten Vollkornprodukte als gesund, aber nicht für alle Menschen geeignet. Für Personen, die körperlich hart arbeiten, ist Vollkorn gut. Für solche, die eine sitzende Tätigkeit ausüben, bedeutet Vollkorn eine zu grosse Belastung. Der Körper muss durch den hohen Anteil an Nahrungsfasern (Ballaststoffen) viel mehr arbeiten. Die Verdauung dauert länger, gestaltet sich mühsamer. Dieser Umstand kann zu Blähungen, Bauchschmerzen, Unwohlsein und Durchfall führen. Wer solche Symptome öfters beobachtet, sollte Vollkornprodukte reduzieren oder meiden.

Was bewirkt der Ingwertee?

Ingwertee ist der geeignetste Tee am Morgen. Er sollte als Erstes getrunken werden. Ingwertee entfacht das Feuer wieder, wärmt auf, etwa bei einer Erkältung. Als zuverlässiger «Warm-Upper» fördert er die Durchblutung und heizt die Verdauung an. Achtung! Ingwer ist sehr anregend. Normalerweise sollte nicht mehr als eine Tasse pro Tag getrunken werden (immer morgens, keinesfalls auf die Nacht). Im Hochsommer empfiehlt es sich, auf Ingwertee zu verzichten, weil er «zu heiss» sein könnte.

Wie wertvoll ist «weisser Tee»?

«Weisser Tee» ist schlicht warmes Wasser. Durch das Erwärmen gelangt mehr Energie in den Körper als beim kalten Wasser. Tipp: Immer warm trinken!

Sättigung: Wann ist genug?

Die Regulation der Nahrungsaufnahme ist geprägt durch verschiedene Faktoren und komplexe Vorgänge: Geruch, Geschmack, Aussehen, Magendehnung, Hormone, Nährstoffe im Blut, Nervensystem und genetische Dispositionen. Es ist wichtig, langsam zu essen, da sich die Sättigungssignale erst nach 20 Minuten bemerkbar machen. Wenn innert fünf Minuten alles hinuntergeschlungen wird, kann der Körper gar nicht reagieren. Die Folge: Es wird wesentlich mehr, ja zu viel gegessen.

Wann sollte man einkaufen?

Haben Sie sich schon mal beobachtet, wie Sie einkaufen? Verhält es sich anders, wenn Sie mit knurrendem Magen losziehen als dann, wenn Sie satt sind? Das «Magenfeeling» ist ausschlaggebend dafür, was schlussendlich im Einkaufswagen landet. Kaufen Sie wenn möglich nicht mit leerem Magen ein! Es ist hilfreich, sich bereits vorher Gedanken zu machen (Menge, Menü, Vorrat, Saison etc.). Erstellen Sie eine Liste und halten Sie sich daran. Die Belohnung besteht im Griff zu etwas besonders Leckerem oder Dekorativem, zum Beispiel einem Blumenstrauss.

Ist Fasten sinnvoll?

Fasten bedeutet Stress für den Körper und kein empfehlenswertes Entgiftungs- oder Abnehmeverfahren. Ausnahme: die Anwendung in Zusammenhang mit spirituellen Ritualen (andere Ebene, reinigender Prozess).

In Kürze

«In einem guten Wort ist Wärme für drei Winter,
in einem schlechten Frost für drei Jahre.» Laotse

Ernährung ist das A und O für die Gesundheit. «Wenn wir unseren Körper vernachlässigen, wo sollen wir dann wohnen?» (chinesisches Sprichwort) Im Mittelpunkt der vorgestellten Ernährungslehre steht die Kunst, das eigene Gleichgewicht zu finden. Dies in Übereinstimmung mit unserer Umgebung, unserem Leben, mit anderen Worten: dem Rhythmus der Natur! Das Denken der Traditionellen chinesischen Medizin (TCM) ist geprägt von einem ganzheitlichen Menschenbild. Der Mensch steht zwischen Himmel und Erde. Er unterliegt denselben Gesetzmässigkeiten, welche auch in der Natur herrschen. Ziel der chinesischen Diätetik ist es immer, ein harmonisches Gleichgewicht zwischen Yin und Yang zu finden. Die Lebensmittel haben einen bestimm-ten Charakter, ein thermisches Verhalten, eine Wirkrichtung und einen Geschmack. Diese bilden zusammen ihre energetischen Eigenschaften.

Essverbote gibt es keine. Es wird vielmehr darauf geachtet, welche Lebensmittel in bestimmten Jahreszeiten oder Lebensphasen zu meiden sind – und welche Nahrungsmittel nicht miteinander kombiniert werden sollen.

Die «Mitte» ist der Entstehungsort von Qi (Lebensenergie). Sie setzt sich zusammen aus den Energien von Magen und Milz. Diese zwei Organe bilden das Zentrum. Als optimal erweisen sich Nahrungsmittel, die über ein kräftiges Qi verfügen. Viele Menschen fühlen sich schlapp, kraftlos. Warum? Weil sie sich falsch ernähren. Was für das Auto das Benzin, ist für den Menschen die Nahrung. Sie bilden unsere Antriebskraft!

Wärme ist das A und O für unsere Energie. Nur ein warmer Mensch ist ein lebendiger Mensch, Kinder sind warm und weich. Je älter der Mensch wird, desto kälter und steifer wird er. Das Ziel besteht darin, möglichst lange warm und weich zu bleiben (im Körper wie im Geist). Da unser Klima eher kühl ist, können wir innere Wärme nur durch Nahrung zuführen. Deshalb ist es unerlässlich, regelmässig warm zu essen.

Wenn wir Hunger verspüren, brennt unser «Magenfeuer». Der Magen ist bereit, die kommende Nahrung aufzunehmen. Eine starke «Mitte» verarbeitet die Nahrung, kann die Energie in «Nahrungs-Qi» umwandeln. So bleiben wir gesund. Allerdings reduziert sich das «Magenfeuer» durch einseitiges Essverhalten. Feuer wird gelöscht durch Wasser, sprich durch Kälte. Durch eiskalte Speisen und Getränke verringern wir das Feuer, ersticken es. Natürlich geschieht dies nicht von heute auf morgen, sondern über Jahre. Das Feuer nimmt durch zu viel Kälte ständig ab. Dadurch kann die Nahrung immer schlechter verbrannt werden. Es wird nicht mehr genügend Essenz in Qi umgewandelt. Wenn nicht genügend Qi entsteht, wird Krankheiten Vorschub geleistet. Also: Salat, Rohkost, kalte Getränke, Bier und Eisgekühltes nicht vor dem Essen zu sich nehem! Salat kann hinterher genossen werden. *Faustregel: die ersten zehn Bissen einer Mahlzeit müssen warm sein.*

Wie kann ein gutes «Magenfeuer» erhalten bleiben?
- Drei warme Mahlzeiten pro Tag essen.
- Die kalten, rohen Nahrungsmittel nach dem warmen Essen zu sich nehmen.
- Regelmässig und pünktlich essen. Unser Verdauungstrakt liebt einen konstanten Rhythmus.

- Vor und während des Essens nicht trinken. Nach dem Essen warme Getränke wählen (oder zumindest zimmertemperierte), niemals solche aus dem Kühlschrank!
- Bier ist das kälteste alkoholische Getränk und reduziert das Feuer stark. Geniessen Sie es selten und mit Bedacht.
- Tiefkühlkost auf ein Minimum beschränken.

Neben der Wärmezufuhr spielen auch die Jahreszeiten eine grosse Rolle. Das Essverhalten wie die Wahl der Nahrungsmittel sollten den Jahreszeiten angepasst werden. Der Magen vollzieht den Rhythmus der Natur in seinem Inneren mit. Frühling und Sommer laden zu leichten, erfrischenden Köstlichkeiten ein. Im Herbst und Winter sind warme Mahlzeiten wichtig.

Nicht vergessen: Regelmässig trinken, über den Tag verteilt (Kaffee und Schwarztee zählen nicht). Passen Sie Ihre Trinkgewohnheiten der Tätigkeit sowie dem Klima an. Faustregel: Jede Stunde ein paar Schlücke. Das Glas stets griffbereit halten! Ein Indiz dafür, ob richtig getrunken wird, ist der Urin. Seine Farbe sollte schön hellgelb sein. Ist der Urin zu dunkel, so ist dies ein Zeichen dafür, dass zu wenig Flüssigkeit zu sich genommen wurde. Ist der Urin sehr klar, dann war es zu viel. Durch ein Übermass an Flüssigkeit wird das «Magenfeuer» reduziert, es kann die Energie nicht mehr richtig umwandeln. Zirka zwei Stunden vor dem Zubettgehen sollte nicht mehr getrunken werden. Generell zu empfehlen sind warme Getränke, warmes Wasser oder warmer Tee. Am besten stellen Sie bereits am Morgen einen Thermoskrug bereit.

Freude ist eine zentrale Voraussetzung, für den echten Genuss. Wenn wir wieder lernen, mit innerer Achtsamkeit zu essen, nehmen wir Geschmack, Farbe, Form und den Duft der Gerichte bewusst wahr. Diese gesammelte Aufmerksamkeit hilft der «Mitte» (Magen und Milz), die Nahrung gut aufzunehmen sowie in wertvolle Energie (Qi) umzuwandeln.

Lösungen zur Tabelle von Seite 42

Lebensmittel	Charakter kalt	kühl	neutral	warm	heiss
Lammfleisch				x	
Reis			x		
Tomate		x			
Kartoffeln			x		
Knoblauch				x	
Apfel		xsauer	xsüsslich		
Wassermelone	x				
Ei			x		
Pfeffer					x
Zimt				x	
Rotwein				x	
Tofu		x			
Schweinefleisch		x			
Grüntee		x			
Bier		x			

Nachwort

«Liebe und Freundlichkeit sind die besten Gewürze
zu allen Speisen.»   Chinesisches Sprichwort

Probieren Sie es aus und schenken Sie Ihrem Körper mehr Beachtung. Ich bin überzeugt, Sie werden sich gut fühlen!

Mir persönlich hat dieses Wissen viel gebracht. Ich habe meine Ernährung komplett umgestellt und fühle mich wesentlich wohler. Ausgeglichener, in der «Mitte» – voller Energie und Tatendrang. Ohne dieses Wissen wäre mein Leben anders verlaufen, mühseliger und unzufriedener. Wahrscheinlich würde ich mich immer noch von einer Vielzahl von Ratschlägen entmutigen lassen, jeden Abend mit einem schlechten Gewissen zu Bett gehen. Weil ich wieder nicht genug getrunken habe, zu wenig Obst und Gemüse kostete, keine Vollkornprodukte auf dem Speiseplan standen, dafür viel Süsses und Fettiges.

Durch die chinesische Ernährungslehre kann ich es heute lockerer nehmen. Vor allem habe ich gelernt, auf meinen Körper zu hören. Der ganze Ernährungs-Wirrwarr lässt mich kalt. Die Chinesen wissen es schliesslich schon seit 3000 Jahren. Übrigens: Unsere Grossmütter und Urgrossmütter haben es auch bereits gewusst! Schlafen tu ich ruhig und ohne schlechtes Gewissen. Ich weiss jetzt, was mein Körper braucht!

Ich freue mich täglich, mit der chinesischen Medizin zu arbeiten. In Vorträgen und Seminaren gebe ich mein Wissen weiter. Wenn Sie mit den Methoden der chinesischen Medizin behandelt werden möchten, rate ich Ihnen, einen Therapeuten aufzusuchen, der dieses Wissen fundiert anwendet. Eine regelmässige Betreuung ist wichtig. Zumeist beruht sie auf einer vorgängigen Ernährungsberatung (als Basis).

Nicht viele Worte machen, heisst natürlich sein.
Ein Wirbelsturm dauert nicht den ganzen Morgen
und ein Regenschauer nicht den ganzen Tag.
Wer macht sie? Himmel und Erde.
Wenn schon Himmel und Erde nichts auf Dauer machen,
wie viel weniger vermag es dann der Mensch?
Deshalb folgt man dem Weg.

Wer dem Weg folgt, wird eins mit dem Weg;
wer tugendhaft ist, wird eins mit der Tugend;
wer sie verliert, wird eins mit dem Verlust.

Wenn du eins bist mit dem Weg,
wirst du vom Weg mit Freuden aufgenommen;
wenn du eins bist mit der Tugend,
wirst du von der Tugend mit Freuden aufgenommen;
wenn du eins bist mit dem Verlust,
wirst du vom Verlust mit Freuden aufgenommen.

Wer nicht genug Vertrauen hat,
dem wird man auch nicht vertrauen.

Laotse, Tao Te King

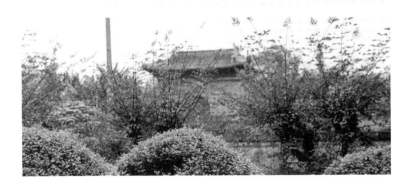

Anhang

Nahrungsmitteltabelle

Name	Charakter	Name	Charakter
Fleisch		**Fisch**	
Ente	kühl	Aal	wenig warm
Fasan	warm	Austern	kühl
Gans	neutral, kühl	Barsch	neutral
Hirsch	warm	Calamari	kühl
Huhn	warm	Forelle	warm
Kalb	neutral, warm	Hering	neutral
Kaninchen	neutral	Hummer	warm
Lamm	warm	Kabeljau	warm
Pferd	kühl	Karpfen	neutral
Reh	warm	Kaviar	kalt
Rind	neutral, warm	Krebs	kalt
Schnecken	kalt	Krevetten	
Schwein	wenig kühl	(Garnelen)	warm
Taube	neutral	Lachs	wenig warm
Truthahn	kühl	Meeräsche	neutral
Wachtel	wenig warm	Miesmuscheln	kühl
Ziege	warm	Sardelle	warm
Grilliertes Fleisch	heiss	Tintenfisch	kühl
		Alle geräucherten	
		Fischsorten	warm

Name	Charakter	Name	Charakter
Hülsenfrüchte und Tofu		Sauermilch	kühl
Bohnen, gelb	neutral	Sauerrahm	kühl
Bohnen, grün	neutral	Sojamilch	neutral, kühl
Bohnen, rot	neutral	Ziegenmilch	warm
Bohnen, schwarz	neutral		
Erbsen	neutral	**Getreide**	
Fave-Bohnen	neutral	Amaranth	warm
Kichererbsen	neutral	Buchweizen	warm
Linsen	neutral, warm	Dinkel	wenig kühl
Mungbohnen	kühl	Gerste	kühl
Saubohnen	neutral	Grünkern	warm
Sojabohnen-		Hafer	warm
sprossen	kühl	Hefebrot	kühl
Tofu	kühl	Hirse	kühl
		Klebereis	warm
Eier		Mais	neutral
Hühnerei	neutral	Reis	neutral
Eigelb	neutral	Roggen	kühl
Eiweiss	kühl	Teigwaren	neutral
Taubenei	warm	Vollkornreis	neutral
Wachtelei	neutral	Weizen	kühl
Milch/Milchprodukte		**Kartoffel**	
Butter	neutral	Kartoffel	neutral
Frischkäse	kalt	Süsskartoffel	warm
Joghurt	kalt		
Käse	neutral	**Nüsse und Samen**	
Kefir	kühl	Cashewnuss	warm
Kuhmilch	neutral	Erdnuss	neutral
Quark	kühl	Fenchelsamen	warm
Sahne	neutral	Haselnuss	neutral

Name	Charakter	Name	Charakter
Kastanie	warm	Grüner Salat	kühl
Kokosnuss	neutral	Gurke	kalt
Kürbiskerne	neutral	Karotte	neutral
Lotusnuss	neutral	Kartoffel	neutral
Mandel	neutral	Kefen	neutral
Pinienkerne	wenig warm	Knoblauch	warm
Pistazie	warm	Kohlrabi	kühl
Sesam, schwarz	neutral	Kürbis	warm
Sesam, weiss	kühl	Lattich	kühl
Sonnenblumen-		Lauch	warm
kerne	neutral	Löwenzahn	kühl
Walnuss		Mais	neutral
(Baumnuss)	warm	Mangold	kühl
		Meerrettich	warm
Gemüse		Nüsslisalat	
Algen	kalt	(Feldsalat)	neutral
Artischocke	kühl	Olive	neutral
Aubergine	kühl	Pastinake	kühl
Avocado	kühl	Peperoncini	heiss
Bambussprossen	kalt	Peperoni	
Blattsalat	kühl	(Paprika)	neutral
Blumenkohl	kühl	Radicchio	kühl
Bohnen, grün	neutral	Radieschen	kühl
Broccoli	kühl	Rettich, weiss	kühl
Chicorée	kühl	Rhabarber	kalt
Chinakohl	neutral, kühl	Rosenkohl	neutral
Eisbergsalat	kühl	Sauerkraut	kühl
Endivien	kühl	Schnittlauch	warm
Erbsen, grün	neutral	Schwarzwurzel	kühl
Fenchel	warm	Sellerie	kühl
Frühlingszwiebel	warm	Spargel	kühl

Name	Charakter	Name	Charakter
Spinat	kühl	Johannisbeere	kühl
Sprossen	kühl	Kaki	kalt
Stangensellerie	kühl	Karambola/	
Süsskartoffel	warm	Sternfrucht	kalt
Tomate	kühl	Kirsche	warm
Weisskohl	neutral	Kiwi	kalt
Zucchetti	kühl	Kokosnuss	neutral
Zwiebel	warm	Kumquat	warm
		Longan	neutral, warm
Pilze		Litschi	warm
Austernpilze	etwas warm	Mandarine	neutral
Champignon	kühl	Mango	kalt
Mu Errh	neutral, kühl	Nektarine	neutral
Shitake	neutral	Orange	kühl
		Papaya	kühl
Obst		Pfirsich	warm
Ananas	heiss	Pflaume	neutral
Apfel, reif, süss	neutral	Preiselbeere	kühl
Apfel, grün, sauer	etwas kühl	Quitte	neutral
Aprikose	warm	Rosine	warm
Banane	kalt	Stachelbeere	kühl
Birne	kühl	Traube	neutral
Brombeere	neutral	Wassermelone	kalt
Dattel	neutral	Zitrone	kalt
Erdbeere	kühl	Zuckermelone	kalt
Feige	neutral		
Granatapfel	warm	**Öle / Fette**	
Grapefruit	kühl	Butter	neutral
Heidelbeere	neutral	Distelöl	neutral
Holunderbeere	kühl	Erdnussöl	neutral
Honigmelone	kühl	Olivenöl	neutral, kühl

Name	Charakter
Rapsöl	warm
Schweine-schmalz	kühl
Sesamöl	neutral, kühl
Sojaöl	warm
Sonnenblumenöl	neutral
Traubenkernöl	warm
Weizenkeimöl	neutral, kühl

Kräuter/Gewürze

Name	Charakter
Agar-Agar	kalt
Basilikum	neutral
Beifuss	warm
Chili	heiss
Dill	neutral
Essig	warm
Estragon	warm
Fenchelsamen	warm
Frühlingszwiebel	warm
Ingwer, frisch	warm
Ingwer, getrocknet	warm/heiss
Kakao	warm
Kardamom	warm
Koriander	warm
Kresse	kühl
Kreuzkümmel	warm
Kümmel	warm
Kurkuma	warm
Liebstöckel	warm
Lorbeer	warm

Name	Charakter
Majoran	warm
Miso	kalt
Mohn	warm
Muskatnuss	warm
Nelken	warm
Oregano	warm
Paprika	heiss
Petersilie	warm
Pfeffer	heiss
Rosmarin	warm
Safran	warm
Salbei	kühl
Salz	kalt
Schnittlauch	warm
Senf	warm
Sojasauce	kalt
Süssholz	warm
Sternanis	warm
Thymian	warm
Vanille	warm
Wacholderbeere	warm
Zimt	warm
Zwiebel	warm

Süssmittel

Name	Charakter
Ahornsirup	kühl
Honig	neutral
Kandiszucker, braun	warm

Name	Charakter	Name	Charakter
Kandiszucker, weiss	kühl	Kamille	neutral
Malz	neutral	Kräuter-mischungen	kühl, neutral
Marzipan	neutral	Lindenblüten	warm
Zucker, braun (Rohrzucker)	warm	Löwenzahn	kalt
Zucker, weiss	kühl	Malven	kühl
		Melisse	kühl
		Pfefferminz	kühl
Getränke		Rooibos	warm
Apfelsaft	kühl	Schafgarben	kalt
Brottrunk	kühl	Schwarz	neutral
Fruchtsaft	kühl	Süssholz	warm
Gemüsesaft	kühl	Wermut	kalt
Mineralwasser	kalt	Yogi	warm
Orangensaft	kalt	Zimtmischungen	warm
Traubensaft	neutral		
		Alkohol	
Tee/Kaffee		Bier	kühl
Eisenkraut (Verveine)	neutral	Bitterlikör	heiss
		Champagner	kühl
Fenchel	warm	Cognac	heiss
Frauenmantel	kalt	Glühwein	heiss
Früchte	kühl	Likör	warm
Getreidekaffee	warm	Prosecco	kühl
Grüntee	kühl	Reiswein	warm
Hagebutten	warm	Rotwein	warm
Hibiskus	kühl	Schnäpse	heiss
Ingwer	warm	Weisswein	neutral
Jasmin	neutral	Whisky	heiss
Kaffee	warm	Wodka	heiss

Nach Hin Chung Got, Zürich, 2002 sowie Barbara Temelie: Ernährung nach den Fünf Elementen, Sulzberg, 1996

Literaturangaben

Dr. Maoshing Ni: Der Gelbe Kaiser, O. W. Barth Verlag Frankfurt am Main, 2000

Engelhardt, Ute und Hempen, Carl-Hermann: chinesische Diätetik, Urban & Fischer Verlag München, 2002

Hin Chung Got: Schulskripte Schule für klassische Naturheilkunde Zürich, 2002

Laotse: Tao Te King, Diogenes Verlag AG Zürich, 1996

Lin Yutang: Die Weisheit des Laotse, Fischer Verlag GmbH Frankfurt am Main, 2000

Pollmer, Udo und Warmut, Susanne: Lexikon der populären Ernährungsirrtümer, Eichborn Verlag AG Frankfurt am Main, 2000

Temelie Barbara: Ernährung nach den Fünf Elementen, Joy Verlag GmbH Sulzberg, 1996